Consuelo Vargas

Desahuciada: "Elegí vivir"

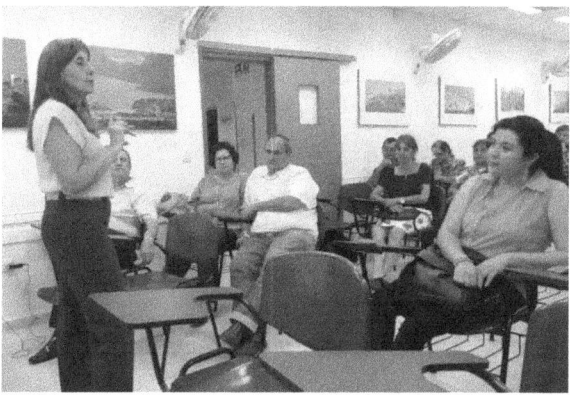

Cómo sobreviví al cáncer y desperté para alcanzar una vida plena y feliz desde el amor.

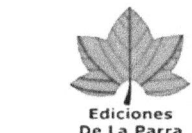

Ediciones
De La Parra

Primera Edición 2020

Copyright © 2020 Consuelo Vargas

TODOS LOS DERECHOS RESERVADOS

QUEDA RIGUROSAMENTE PROHIBIDA la publicación o reproducción de esta obra ni en todo ni en parte, ni registrada o transmitida por ningún sistema de recuperación de ninguna forma o medio mecánico, fotoquímico, electrónico, magnético, electroóptico, por fotocopia o cualquier otro sistema sin la previa autorización escrita de su autor.

Título de la obra:
DESAHUCIADA: ELEGÍ VIVIR
Cómo sobreviví al cáncer y desperté para alcanzar una vida plena y feliz desde el amor.

Autora:
Consuelo Vargas

Corrección y Diagramación
Magaly Reyes Hill
Álvaro Parra Pinto

Edición y Producción:
Ediciones De La Parra

Diseño de Portada:
Juan Pablo Vargas Cárdenas
Álvaro Parra Pinto

Foto de Portada:
Shutterstock No. 166193831
(Juan Pablo Vargas Cárdenas)

Primera edición: *Mayo 16, 2020*

ISBN: *9798646195679*

Copyright © 2020 Consuelo Vargas

A MI QUERIDO HERMANO JAIRO

Un ser maravilloso, entusiasmado con mi libro y uno de mis motivadores para empezar a escribirlo. En mis primeros años de infancia era mi héroe, estudiaba lejos de casa, en la Universidad cuando yo nací, llegaba de visita con regalos, hablaba de cosas que en mi imaginación veía cómo algo maravilloso. Pragmático, con una mente brillante, con un sentido del humor fantástico, carismático, recto, honesto, leal, confiable, justo y era mi querido hermano.

Cuando yo visitaba su casa, en mis vacaciones de niña, más o menos de 10 años, su biblioteca era mi mundo mágico y espectacular. Leía mucho, todos sus libros eran especiales. Me enseñó que las matemáticas eran un juego y a quererlas, por eso escogí una de las ingenierías como profesión.

Tuve la gran fortuna de estar a su lado en su último año y medio de vida. Teníamos mucho en común: el desarreglo de nuestras células nos produjo una de las enfermedades menos bonitas de llevar, pero él lo hizo con gran valentía; la inquietud por aprender nuevos conceptos y nuevas filosofías. Nuestras tardes se volvieron unas tertulias espectaculares y mientras le explicaba que haríamos en las terapias, él me contaba lo que sabía acerca de las mismas.

Lo llamaba mi alumno aventajado. Lo que no sabía lo investigaba y cuando nos volvíamos a ver discutíamos los diferentes puntos de vista. Hablaba con la misma fluidez de cómo preparar un postre hasta de la inteligencia artificial, la física cuántica, la inteligencia emocional, las ciudades del futuro. Ocupó siempre altos puestos en las electrificadoras de Boyacá y Santander, gran orador y mejor persona. Escribía artículos para una revista de ingenieros; y me alentó para hacer realidad mi sueño de escribir.

Estoy inmensamente agradecida con Dios y la vida por darme la oportunidad de estar muy cerca de este Ser tan especial, que me enseñó con su ejemplo, quien tenía un lenguaje verbal y corporal, impecables, jamás agredió con palabras o comentarios mal intencionados. No decía mucho la palabra te quiero, pero lo hacía siempre con sus ojos y su sonrisa.

Al final pude sentir sus cálidos abrazos, que guardaré por siempre…

AGRADECIMIENTO

A DIOS, AL UNIVERSO Y A LA VIDA; por mostrarme el camino de regreso, trayendo a lo largo de mi vida, personas extraordinarias que siempre me acompañaron, me alentaron, me empujaron, me regañaron y lo más importante: "Me dieron un abrazo a tiempo".

A mi familia entera, a mis amigos, amigas y sus familias, a todos y cada uno de los profesionales de los diferentes tipos de medicina, hospitales, clínicas, centros de rehabilitación del corazón, centros de quimioterapia, radioterapia, etc., infinitas gracias por su dedicación, sonrisas y comprensión.

A mis grandes maestros de diferentes disciplinas y medicinas alternativas, sin su ayuda y enseñanzas no hubiera podido superar este doloroso episodio, gracias a ellos en este momento soy mejor persona, desperté y supe realmente quien soy. Todavía camino de sus manos y sigo aprendiendo de sus inmensas sabidurías.

A mis empleadas y enfermeros que me cuidaron en casa.

Y un especial agradecimiento a mi amiga Margarita, quien fue un verdadero ángel en este proceso, así como a Álvaro y Magaly, sin cuyas enseñanzas no habría podido contar mi historia; su entusiasmo y acompañamiento fueron el motor para poder plasmar y hacer realidad este libro.

ÍNDICE

A MI QUERIDO HERMANO JAIRO ... iii

AGRADECIMIENTO ... v

ÍNDICE ... vi

INTRODUCCIÓN ... 1

PARTE I: EL DIAGNÓSTICO ... 3

1. DESCONCERTADA ... 3
   El primer diagnóstico ... 5
   El gran doctor ... 12
   El segundo hallazgo ... 29

2. DE TOUR POR LOS CONSULTORIOS ONCOLÓGICOS ... 35
   Experiencias inesperadas ... 35
   Tomando decisiones ... 37
   The Saint Joseph Memorial Hospital ... 40

3. CAMBIANDO Y CUESTIONÁNDOME ... 49
   Mi encuentro con la bioenergética ... 49
   Mensajes angelicales, conociendo el Reiki ... 57
   Mastectomía ... 62

PARTE II: CON LA MUERTE A MI LADO ... 71

4. UN PROCESO ANGUSTIANTE ... 73
   Necrosada ... 73
   Quimioterapia ... 79

Mis amigas y sus horarios	89
5. LIMITADA	**93**
Radioterapia: Aquí, aquí	93
Insuficiencia cardiaca severa	100
La Marly y sus terapias	107
6. RECUPERÁNDOME	**113**
La importancia de confiar y de soltar	113
Mis hermanos y las consecuencias de sus angustias	114
La experiencia con mi nueva información	120
PARTE III: EL RENACER	**123**
7. JUZGADA, CONDENADA Y EXORCISADA	**125**
El peligro del fanatismo	125
El exorcismo	127
Peleada con la religión, más cerca de Dios	129
8. CONOCIENDO DIFERENTES FILOSOFIAS	**139**
Lo hermoso de los libros sagrados	139
Estudiando flores, esencias y terapias	144
Reencontrándome con el Reiki	147
9. ADQUIRIENDO SABIDURIA	**151**
Psicología espiritual	151
Los diferentes tipos de coaching	152
La gran conclusión	154

INTRODUCCIÓN

No estamos preparados para recibir un diagnóstico que implique el riesgo de perder nuestra energía vital hasta el grado de morir, porque las enfermedades graves y la muerte son para otros…¡No para mí!

Con incertidumbre, varios diagnósticos médicos, muchos puntos de vista, y tomando decisiones vitales, viví un tiempo de crisis y transformación en mi vida, en el que tuve la fortuna de contar con el apoyo de mi familia y de mis verdaderos amigos. Fue un acompañamiento realmente importante.

En el duro proceso de los tratamientos médicos y mi convivencia en los hospitales, siempre estaba el Ángel Azrahel, a mi lado (al que nosotros llamamos el *Ángel de la Muerte)*. Se volvió mi compañero. Me confrontó con mi manera de vivir y esto hizo que me diera cuenta de las falsas creencias que me limitaban y que habían marcado mi existencia. Gracias a él, las reemplacé por nuevos conceptos e hice una comprensión y validación de la nueva información. La muerte, en realidad, es un nuevo comienzo.

La enfermedad se volvió una gran oportunidad para aprender, y la certeza de mi propia mortalidad en una gran oportunidad para vivir.

Adquirí varias herramientas, estudié, investigué, comprobé, experimenté y, además, estuve acompañada por maravillosos seres humanos, quienes me enseñaron y trasmitieron sus conocimientos para poder sanarme, física y espiritualmente.

Gracias a ello, entendí por qué me había agredido a mí misma con una enfermedad como el cáncer, lo cual fue una gran ayuda para recibir de una manera tranquila y confiada los tratamientos médicos necesarios para mi sanación y recuperación.

Espero que al contar mi historia, y las experiencias que surgieron a partir del día que me dijeron que yo estaba *"desahuciada"* y aterrada pensé: *"¿y ahora que voy a decir allá arriba?"*, ayude a todos los seres humanos a entender que estamos aquí por una razón, que somos parte de un todo, y que nuestras emociones y nuestras acciones son nuestra responsabilidad y de nadie más.

¡Qué bueno fue para mi contar con un coaching espiritual! Una guía que ayude a superar los momentos difíciles de la vida: una perdida, un duelo, una enfermedad, un accidente, al sentirse perdido, angustiado, con problemas de pareja, hijos; o simplemente para tener un crecimiento espiritual.

Yo, ahora soy una mujer sana y feliz. Estoy aquí y ahora, presente para mí, para este momento.

Agradezco mi vida y celebro estar viva; con muchos deseos de ayudar a otros seres humanos, a transitar de la mejor manera este camino, que se llama "VIDA".

Consuelo Vargas

PARTE I
EL DIAGNÓSTICO

Diagnóstico: Concepto correcto de una enfermedad seria.

Pronóstico: Desde un punto de vista estadístico, se dice algo.

Elección: Entre estas dos cosas existe la realidad de saber que voy a hacer con estas dos anteriores.

Actitud: Cómo me posiciono frente a una enfermedad.

Veredicto: No lo puede dar nadie.

CONSUELO VARGAS

1. DESCONCERTADA

El primer diagnóstico

Es una tarde soleada en Bogotá. Conduzco mi hermoso carro Honda Accord, color beige, modelo 80, ¡todo un clásico! Timón pequeño, full equipo, bloqueo delantero, un tablero que parece de juguete, tapicería original. En realidad, yo estaba muy orgullosa de tenerlo y, además, tenía una placa inusual de tres ceros. Eso me encantaba: ¡Ser especial! No obstante, yo ignoraba que la vida me tenía reservada una gran sorpresa que pronto cambiaría mi existencia para siempre.

Mi gran amiga me miraba y sonreía nerviosa a mi lado. Éramos dos preciosas mujeres que llamábamos la atención donde quiera que fuéramos —y eso nos gustaba—. Inteligentes, profesionales exitosas, con una posición social envidiable, teníamos todo para conseguir lo que quisiéramos: una gran dupla de rubia y morena, ojos verdes y ojos cafés. Ella me miraba de nuevo, sosteniendo el sobre que acabábamos de reclamar en sus manos.

—¡Ábrelo ya! —volví a decirle, tratando de sonar lo más normal posible, aunque mi corazón estaba muy acelerado. No sé por qué, pero yo tenía un mal presentimiento.

—¡CONCLUSIÓN! —dijo leyendo el papel.

Me había distraído. Miraba el semáforo que estaba en rojo, me detuve y la miré. A medida que leía se iba apagando su voz...

—El estudio de patología muestra que es un carcinoide etapa III, encapsulado con un... —dejé de escucharla.

Le quité la hoja, estaba segura de que había oído mal... ¡CARCINOIDE! ¿¿Qué era eso?? ¿¿Acaso iba a morir??

"¡YO soy Consuelo Vargas y eso a mí, no me pasa! ¡Todo está bajo mi control!" pensé erróneamente y desde mi gran EGO.

Empecé a leer el informe médico sin poder entender lo que leía. ¿Acaso estaba escrito en chino? Las letras literalmente bailaban ante mis ojos: "...Diámetro de 2 milímetros". En Ingeniería dos milímetros no se consideran como error. ¿¡Y Eso me iba a sacar de circulación!? Tenía que parar... respirar...

—¿Un cafecito? —alcancé a musitar.

—Sería delicioso —contestó Margarita—. Mira, aquí hay un Juan Valdez.

Nos miramos, por primera vez...con un gran silencio.

Estacioné. Al salir del auto un viento helado golpeo mi cara. Era así de fría la capital. Sin embargo, a mí me pareció que ese día estaba más que nunca.

—Dos expresos grandes sin azúcar por favor —dijimos al unísono.

Yo miraba las montañas, ella el tráfico... Llegaron los cafés, nos miramos de nuevo y supe en ese momento que ella sería un gran apoyo para mí. Entonces me encontré diciendo:

—Se me acabo la visa amiguita ...

Soltamos una fuerte carcajada que fue el descargue de nuestras emociones.

—Llama a Mauricio y pregúntale —dijo.

Asentí con la cabeza.

—Bueno...vas a llegar tarde a recoger a Camila. Te llevo, voy a llamar; ya te contaré. La verdad quería estar sola. Nos despedimos frente a su casa con un: "me cuentas-te cuento" y manejé en automático hacia la mía.

Abrí la puerta. En ese entonces solo vivía con mi hija y se había ido a la finca de una amiga. Me dejé caer en el sofá y volví a observar la hoja arrugada en mis manos. "Tendré que llamar a Mauricio". Mi esposo vivía en Toledo, Ohio, con mis dos hijos menores: Santiago y Mauricio. ¿Y ahora? ¿Voy a dejar cuatro huérfanos? ¿Dolerá mucho al final? ¿Me aplicaran morfina para el dolor? ¿Cuánto tiempo viviré?

Nancy, así se llamaba la persona que me ayudaba en la casa, me tocó el hombro y yo me asusté.

—Señora Consuelo, hace rato la estoy llamando, ¿quiere tomar algo? Está pálida, ¿tiene frío? ¿Se siente bien? ¿Le provoca un café?

—Quiero un vino —le dije—, gracias.

Me levanté y busque el teléfono inalámbrico y marque 001...

—Hola María, ¿cómo estás? —era Mauricio, al otro lado de la línea y del mundo... En ese momento lloré.

—Cálmate... espera... respira... léeme el diagnóstico despacio.

Yo se lo leí.

—¿Me voy a morir?

—¡No! Esa clase de cáncer no es tan agresivo como los otros, tranquila...

Nancy me miraba con angustia y la copa de vino que le había pedido en una bandeja en sus manos. La tomé y me la bebí de un solo sorbo:

—Otra —le pedí.

—¿Abro otra botella? Esta se acabó.

— ¡SÍ! —grité.

—¿Cuándo tienes cita con tu médico para que vea los resultados? Consígueme el teléfono para hablar con él y tranquilízate. Con tratamiento podrás con esto. Los hallazgos no son tan malos, voy a programar un viaje a Colombia. A propósito, hoy te consigné unos dólares, me cuentas si te hace falta más.

—¿Qué me va a pasar? ¿Me la van a quitar?

—¡No, María! Probablemente te van a hacer una cuadrantectomía.

—¿Y eso qué es?

—Te pueden quitar un cuarto de seno. Todo depende de si te hacen el tratamiento antes o después….

Seguimos hablando un buen rato de las probabilidades, de los niños, de que era mejor el tratamiento en Colombia y otras cosas.

Para cuando llegó mi segunda copa de vino, yo ya estaba más tranquila. Mi esposo era médico, de la Universidad Javeriana y de los buenos. No me iba a morir, pero… ¿y mi cuerpo? ¿Cuál cuadrantectomía? ¿No podían sacar solo esa bolita? Total, solo media 2 milímetros. Volví a respirar tranquila y a saborear mi vino.

—¡Nancirola! —llamé. Así le decía por cariño a mi empleada, era excelente persona, la queríamos mucho.

—Tráigame quesito y más vino por favor.

Estaba delicioso. Era un Carmenere, Mendosino y me encantaba.

No deseaba hablar con nadie. Tampoco quise ver a nadie ese fin de semana. Tenía que lidiar con mis demonios internos. Además, me habían enseñado varias cosas en mi casa. Se esperaba que actuara de acuerdo los requerimientos de papá y mamá —aunque ya no estuvieran en la tierra.

Nací y viví en Tunja, frente a la catedral en la plaza de Bolívar, una casa enorme con tres solares, un gran balcón, el más grande de

Sur América y Patrimonio Nacional de Colombia. La menor de siete hermanos, con mucha diferencia de edades entre los mayores y yo. Siempre fui la consentida. Mis deseos eran órdenes. En ese tiempo las personas del servicio eran más numerosas que nosotros. Los pisos eran de madera natural, se viruteaba, se enceraba y se brillaba: ¡lo que más disfrutaba yo!

Me hacía la que lloraba hasta que dejaban la brilladora a un lado. Dos empleadas tomaban la cobija roja hecha de lana de oveja —yo sonreía— entonces me sentaba encima de la misma, me agarraba fuerte de las orillas y ellas jalaban a lo largo del gran salón, en ese momento era "mi alfombra mágica".

También teníamos un perro pastor belga, negro con pechera blanca. Siempre lo recuerdo más alto que yo. Danger —así se llamaba— estaba entrenado por el ejército y era muy especial. Jamás subió a ninguna cama, nunca estuvo incomodando en el comedor pidiendo algo, y de la puerta de la casa no pasaba sin ser invitado. Gran amigo de aventuras en los tres solares. Cuando uno lo saludaba ofreciéndole la mano, él respondía con su pata delantera. Amoroso con nosotros y un terror para los demás, era un perro protector.

Una familia acomodada, un padre influyente, político y súper estricto. Una madre amorosa, generosa, caritativa, orgullosa, leal, excelente amiga y mejor persona. Era una mujer pequeña con una gran alma, la mejor mamá que alguien pueda tener. Yo la escogí, para venir a la tierra.

"Las niñas decentes no se ríen estridentemente. Las niñas decentes no lloran en público" decía.

Aprender a caminar y sentarse era todo un ritual: Un libro en la cabeza y caminar por la línea de la tabla, un paso adelante del otro paso, con el pie al frente no al lado, y las rodillas se tenían que rozar. Caminar dejando un espacio entre las rodillas denotaba vulgaridad. Tampoco era bien visto dejarse caer en una silla como "un costal de papas", enfatizaba: "Las niñas decentes se sientan suavemente, con las rodillas juntas".

Al levantarnos, lo teníamos que hacer despacio. Era parte de la feminidad. Nos enseñaba con versos y refranes que teníamos que repetir hasta aprender "En la mesa no se canta, ni tampoco se dan gritos. Ni se juega con cubiertos, ni se suben los coditos", haciéndonos entender que "en la mesa y en el juego se conoce al caballero".

Vale decir que esto mismo les enseñe a mis hijos años más tarde: "Cuando tengas un problema de cualquier índole, tienes que caminar más garbosa" repetía, mostrándonos cómo se hacía. "Cuando te pregunten ¿cómo estás?, debes responder ¡divinamente!, aunque te duela el alma" pues "la ropa sucia se lava en casa".

"Siempre, siempre deben sonreír. Si cuentas tu problema algunos se alegrarán y otros dirán 'pobrecita' pero nadie te lo solucionará. Así, que tienes que caminar por la vida con los tacones puestos" nos repetía.

También teníamos unas llaves que nos abrirían diferentes puertas. Era un grupo de palabras y frases mágicas: "Por favor, gracias, por supuesto, ¿Cómo estás?, tendrías la gentileza de…, fueras tan amable y…, ¿necesitas ayuda?, buenos días, buenas tardes, que esté muy bien, son parte de la amabilidad y la cortesía", nos repetía incansablemente a los que entonces vivíamos en casa.

Éramos los tres menores de siete hermanos: Mauricio el menor de los hombres, once años mayor que yo…Mamá suponía que iba a ser su último hijo. Eugenia, a la que todo el mundo conoce como Genny, quien me lleva 5 años, y yo.

El hecho de recordar algunos momentos agradables, vividos en mi casa paterna, me reconcilió con la vida de alguna manera. Ya no me sentía huérfana. No contaba con el abrazo reconfortante de mi madre, pero me sentía aliviada de que ella no sentiría el sufrimiento, con mi enfermedad. Ahora, para honrar su memoria iba a salir a la calle con los tacones puestos —fue la reflexión que me hice—, y me dormí.

El gran doctor

Ese lunes me desperté muy temprano y recordé la primera vez que fui a ver al gran doctor. Estábamos nerviosas, mi hermana y yo. Ojeábamos algunas revistas, sentadas en la sala de espera.

Tenuemente sonaba la música que invitaba al suicidio, según mi sobrina y mi hija.

—¡No por favor! Esas letras de las canciones de la época de ustedes son deprimentes. No entendemos como no se cortaron las venas, si todo apuntaba a suicidarse por amor —dijeron casi en coro cuando intentamos oír un cassette nuestro, en un paseo en carro.

Volví a sentir la sensación de no querer estar ahí. "No es el sitio correcto," me decía. Sentía los lugares y las personas desde niña. Esa sensación me asustaba.

—No me está gustando este lugar —le dije a mi hermana al oído.

—Deje la bobada, ¿le habla el lugar? ¡Es la música! Pero no se vaya a botar por la ventana —me dijo mirándome con complicidad.

Nos reímos mucho, como niñas decentes. "Felicidades mamá, quedamos bien educadas", pensé.

—María Consuelo Vargas —llamó la enfermera. Sentí un cosquilleo en la espalda—. Siga por favor.

—Buenas tardes doctor.

—Buenas tardes. Siéntense y cuéntenme… —nos miraba a las dos, tratando de adivinar quién sería la paciente.

Doctor, mi amiga Viki me lo recomendó. Usted la atiende a ella en Tunja…

— Sí, sí —me interrumpió—. Y ¿usted qué tiene?

En ese tiempo yo era talla 32 relleno y usaba brassieres con varillas. Justo donde daba la terminación de la varilla, tenía una bolita dura, muy, muy pequeña, Solo se podía tocar cuando estaba acostada boca arriba y sin almohada. Me la descubrí un día por casualidad.

"Debe ser grasa necrosada de cuando la varilla sale y te maltrata esa parte," había dicho mi esposo cuando lo llamé para contarle. "No te preocupes, sin embargo, hazte ver".

—¿Qué tiene? —preguntó de nuevo subiendo la voz, el doctor.

Volví al momento presente.

—Una bolita aquí —dije, poniendo mi dedo en el lugar—. Mi esposo me dijo que estuviera tranquila, pero que de todas maneras me examinará. Él se llama Mauricio Méndez y salió de la Javeriana, en este momento está en Estados Unidos. De pronto usted lo conoce por...

—Creo que sí, pero no recuerdo bien —dijo, interrumpiéndome de nuevo—. Pase por aquí —agregó, haciendo un ademán con su mano.

Me pesó, me midió, me tomó la tensión, me examinó.

—Hay ganglios inflamados —afirmó desaprobando con la expresión de su cara—. Haremos una mamografía. ¿Qué medicina tiene? —refiriéndose a la prepagada.

—No tengo, acabo de llegar de Estados Unidos —respondí.

—Entonces, exámenes particulares. Los puede tomar en la Clínica de la Mujer, en la 92, pero son costosos. Cuando tenga los resultados vuelve, sin necesidad de cita previa, hasta luego.

¿Hasta luego? ¿Acaso los médicos no tranquilizan a sus pacientes? ¿No dicen qué esperar y qué no? ¿Cómo se ha sentido? ¿De qué sufren sus papás? ¡Parece que él no!

Salimos desconcertadas, furiosas. Yo caminaba y me salían chispitas.

Cuando lo miro en retrospectiva, me río con mis ocurrencias ¿Sería que él pensó que yo quería la operación y el tratamiento gratis por ser esposa de médico? ¿Acaso se sintió agredido cuando le dije que era esposa de médico? Como si le quisiera decir... ¡Cuidado, este lado arriba! En fin, fuera lo que fuera, no hicimos "click".

Miré a mi hermana:

—¡Te lo dije! —ahí estaba mi prójimo, al que podía echarle toda mi basura—. ¿Viste? ¡Qué arrogante! ¿Qué se habrá creído? Puede tomarse los exámenes particulares si tiene plata: ¿Acaso soy una patirrajada? ¡Pero no me creíste! y ¡sí, el sitio me habló! Además, de amable no tiene nada.

Manejaba furiosa, cerrando y atravesándome, insultaba al que iba despacio, al que iba rápido. Tenía que descargarme con todo y con todos. Mi hermana que me conocía muy bien, ese día prefirió guardar silencio, para no terminar gritándonos.

—¿Oncesitas? —me preguntó sonriendo.

—Bueno, ¿en dónde? —dije, devolviéndole la sonrisa.

—Yo te voy diciendo, venden unas empanadas deliciosas. Voltea, sube, ¡aquí mira!

Estábamos frente de Los Tres Elefantes, un sitio pequeño, acogedor, las mesas con manteles de cuadritos rojos y blancos y unos graciosos floreros con margaritas.

Llegué a casa, tenía que llamar a preguntar por los exámenes y saber qué día me los podría hacer. Llamé. Efectivamente, era costoso. Tenía llamada en espera, alguien quería comunicarse:

—Bueno señorita volveré a marcar para sacar una cita y colgué.

—¿Aló? —contesté.

—Consu, mira… —era mi hermana—. Llamé al Instituto Cancerológico y cuesta… —era la cuarta parte del valor del otro lado— mañana podemos ir bien temprano, paso por ti y te llevo.

—Gracias y ¿dónde queda eso? —le pregunté.

—Lejos, pero yo sé llegar —me dijo—, ponte un jean y algo muy casual, zapatos planos, no te pongas joyas.

—¿Qué? ¿A dónde me vas a llevar? —pregunté con curiosidad.

—Es que eso queda más allá de la Candelaria y no hay que dar papaya.

—Ok, mañana nos vemos, gracias de nuevo y colgamos.

Efectivamente, mi hermana me recogió temprano.

—Allá atienden a las personas de pocos recursos y es un muy buen centro para los tratamientos de cáncer —decía mientras manejaba.

—A ver, ¿qué te pasa? ¿Desde cuándo somos médicos? ¿Ya me diagnosticaste? —le dije furiosa, en realidad tenía miedo.

—En cambio de darme las gracias, ya está criticando. ¿Cómo siempre no? —dijo con voz muy alta.

Hablé con mi cuerpo, fruncí los hombros, volteé la cara, miré hacia arriba y torcí la boca —con un gran ¡hummm!

Pasábamos por la Candelaria. Siempre me había atraído el barrio por sus historias de casas embrujadas. Miraba fascinada el color de sus fachadas y los nombres de sus calles, en el centro de la ciudad. Recorrimos otras cuadras y llegamos al sitio.

"¿Por qué nadie me advirtió que los senos pequeños no son aptos para una mamografía?" pensaba histérica mientras un grupo interdisciplinario de, médicos, enfermeras, auxiliares, e incluso mi hermana y yo, tratábamos desesperadamente de que mi seno derecho, se dejara tomar una mamografía.

Me voltearon, me estrujaron, me halaron, me acurrucaron, me subieron, me bajaron, durante casi dos horas —con algunos intervalos—, para con nuevas fuerzas, volver a intentarlo. Por fin una valiente enfermera gritó: "Es imposible, usted no tiene tetas" Nos miramos sorprendidas y estallamos en una sonora carcajada. Pero la risa era de niñas descaradas. ¡¡Lo siento, mami, quedamos mal educadas!!

Me vestí. Estaba adolorida. Le dije a la enfermera, valiente:

—¿Y ahora qué? ¿Cómo hago?

—Dígale a su médico que le ordene una ecografía. Es mejor y es más acertado el diagnóstico —me dijo sonriendo.

—Gracias. Que tenga buen día —le deseé saliendo del consultorio.

Moríamos de hambre, eran las 10 de la mañana y habíamos llegado a las 7. Fuimos a la cafetería y nos tomamos algo.

—¿En la orden médica, está el número celular del gran doctor? —preguntó mi hermana evidentemente molesta.

—A ver... a ver... ¡Sí! —contesté.

—Llámalo —su voz era de mando.

Saqué mi panela (así llamábamos a los primeros celulares, por su tamaño) y marqué.

—Me dijo, que él va a hablar con alguien de la Clínica de la Mujer y que ellos le pasan los resultados al consultorio directamente, podemos ir en cualquier momento. ¿Vamos? —pregunté.

—Claro, pero después de almuerzo —me dijo, mientras se levantaba de la mesa.

En la Clínica de la Mujer estábamos: Margarita, mi amiga; Nati, mi hija; Genny, mi hermana y yo. De nuevo en una sala de espera con música de suicidio. Contando por quinta vez —cada vez más exagerado— la experiencia de la mañana, "Nos divertíamos diciendo cuanta barbaridad se nos ocurría".

¡De repente, me paralicé, literalmente! Un churro de médico —de los que quitan el hipo— decía mi nombre. Miré a Margarita. Con la mirada nos dijimos "está delicioso este hombre".

—Soy yo —dije mirándolo a los ojos.

—Mucho gusto, soy el doctor Botero, te voy a hacer la ecografía, sigue.

Me voltee. Cogí mi bolso y lo seguí. "¿Y además me toca hacerle topless?" pensé mientras caminaba.

Estábamos reunidas en casa, con mis amigas, hablando y riéndonos como locas por algo que estábamos contando, cuando entró Nancy a la sala:

—Señora Consuelo, la llaman por teléfono del consultorio del gran doctor, ¿se lo traigo? —me dijo, preocupada.

—No, ya voy —me levanté y fui corriendo a mi alcoba.

—¿Aló? Señora Consuelo, ¿cómo está usted? Le manda decir el doctor que, con base en los hallazgos del examen, se requiere tomar una muestra de tejido para patología. Los marcadores se los colocará el Dr. Botero. Y la operación para hacer la biopsia, será dónde usted elija. Que se comunique con el Dr. Botero lo más pronto posible, hasta luego.

«¡De nuevo me preocupo! ¿Será? No me duele, no está deforme, no tengo alterado el pezón, estoy bonita, no me he adelgazado. No tengo los síntomas de los que habla la televisión. ¡Así que fresca!» me dije mirándome al espejo.

«La clínica Vargas Torres es la más adecuada para tomarme la biopsia», pensé. Pertenece a mis familiares cercanos, mi cuñada es bacterióloga y mis sobrinos, médico, odontóloga, bacteriólogo, bióloga. ¿Dónde estaría mejor cuidada?

Hicimos los arreglos, tenía que ir a la Clínica de la Mujer a las 2 de la tarde, y de ahí salir a la Vargas Torres. Todo se haría en una tarde, el proceso era ambulatorio.

Había desayunado bien —para tener un muy frugal almuerzo—, acordamos que la biopsia se haría con anestesia total. Estaba listo mi grupo de apoyo y había hablado varias veces con Mauricio. Sin embargo, mi corazón latía aceleradamente. Mi hermana manejaba, todas hablábamos al mismo tiempo y en un tono alto —se notaba que estábamos nerviosas.

—¿Será que el churro necesita ayuda? —me preguntó Margarita de forma picaresca.

En ese momento apareció... Bata blanca, una gran sonrisa y sus lindos ojos —era un ser especial—. Ahora pienso que fue un ángel en aquellos momentos.

—¿Lista?

Asentí con la cabeza.

—Nos vemos ahora —dije dirigiéndome a mi grupo.

—Que te vaya bien —dijo una.

—Que no te duela —dijo otra.

—Aquí nos quedamos rezando —alcancé a oír antes de que se cerrara la puerta tras de mí.

Estaba acostada en la mesa de procedimientos con los campos de asepsia en mi cuerpo.

—Vamos a ponerte anestesia local, estas agujas (3) las vamos a insertar donde tienes la lesión para que el médico sepa de dónde tomar la muestra de tejido.

Yo debía tener cara de terror —las agujas eran muy largas— les tenía pánico a las inyecciones, y ¿me iba a insertar tres agujotas? "¿Dónde las iba a poner, si yo no tenía tetas?" pensé.

—Tranquila, respira, no te va a doler y va a ser muy rápido. —me dijo, dándome un tranquilizante masaje en mi brazo—. Lo miré confiada. Hacia mi mejor esfuerzo, para no gritar que estaba muy asustada.

No dolió, pero sí me molestó. Era una sensación extraña... algo me rasgaba por dentro, cuando introducía las agujas. Y podía oír el ruido que producían internamente. Fue la primera vez que me conecté con mi cuerpo, sin saber que significaba eso y que además podía hacerlo conscientemente cuantas veces quisiera. Después de un tiempo lo comprendería.

—¿Será que con una sola basta? —pregunté esperanzada.

—Tranquila, vamos muy bien, no han pasado sino 15 minutos —me dijo con voz cálida.

Otra vez el ruido, como cuando rasgas una tela.

—¿Las agujas suenan? —pregunté.

—Sí, cuando se caen al piso —contestó riéndose.

—No, cuando me las metes en el cuerpo —grité con angustia... ¡Silencio sepulcral! Creo que ellos y yo, pensábamos al unísono que me estaba volviendo loca —mientras oía, la tercera aguja.

Salí con vendaje y camisa verde de tela de hospital, subimos a toda prisa al carro. Teníamos que apurarnos.

—¿Te dolió? —preguntó con cara de angustia, mi hija.

—No, para nada —contesté.

—Atendida por ese espectáculo de médico.... ¡Qué le va a doler! —argumentó Margarita.

Todas nos reímos, reafirmando el comentario.

—Muestra. Déjanos ver —decía Margarita.

—¡NO! Se le pueden salir las agujas —gritó mi hermana, mirándonos por el retrovisor.

—Quedé como un puerco espín —dije riéndome, queriendo ocultar mis nervios.

—¡NO! Será... ¡teta espín! —gritó Margarita mientras me abría totalmente la camisa.

Mi hija que iba en el puesto del copiloto, se volteó. Mi hermana estacionó y también volteo a ver. "Parecía que me habían atacado los liliputienses, queriéndome atravesar, con tres pequeñas flechas". Miramos con asombro y curiosidad. Entonces comenzamos a reírnos cada vez más alto y con más ganas. Cada una decía alguna barbaridad respecto a eso. El trayecto a la Vargas Torres se nos hizo muy corto, gracias a nuestro "humor negro".

Me esperaban con caras sonrientes. Paty una de mis sobrinas, hermosa, alta, carismática y un ser muy especial, salió a recibirme:

—Tranquila eso no es nada. Además, estás en muy buenas manos —me dijo dándome un cálido abrazo.

Me iban a hacer la biopsia. Respiré profundo y entré a la habitación.

—¿Lista? —preguntó Paty, con una gran sonrisa.

—Lista... —contesté, con ganas de salir corriendo.

Me llevaron en camilla a salas de cirugía. Me amarraron, me conectaron… Ahora cuenta diez, nueve, ocho…

Me desperté con mucho frío, adolorida y mareada.

—Listo tiita hermosa ya pasó todo.

Estaba en la sala de recuperación.

—Ahora descansa un rato. Te vamos a pasar a la habitación y cuando te sientas tranquila, te puedes ir. Te van a llevar un caldito —decía Paty.

Me dolía la garganta y se me dificultaba hablar.

—Gracias —musité.

Entró una enfermera con un sobre que contenía una orden y una dirección.

—Con esto reclama el resultado de la biopsia, dentro de 20 días.

Era viernes, llamé a Margarita.

—¿Aló?

—Hola amiguita, ¿me acompañas? Hoy es el gran día.

—¡Claro! ¿A qué hora me recoges? ¿Hagamos una cosa, almorcemos donde mi mamá y de ahí salimos, te parece?

—Súper —contesté.

Ese había sido el viernes anterior y ¿hoy lunes qué pasará?

Me sacó de mis pensamientos el teléfono.

—¿Aló?

—¿Cómo amaneciste? —era mi hermana.

—Bien, más tranquila —contesté levantándome.

—Entonces recógeme a las tres, te invito a tomar algo por ahí y vamos donde el gran doctor. ¿Te parece? —preguntó.

—Me parece —contesté—, a las tres estaré en tu casa.

—Con base en este diagnóstico, tenemos que removerle la mama completa. Porque el tejido que la compone es fibroquístico. Eso quiere decir que puede desarrollar múltiples tumores —decía el gran doctor— ¿Para usted es importante que se pueda reconstruir la mama? —preguntó.

—Pues claro —dije, sin pensarlo mucho.

—Doctor, ¿y el pezón también? —preguntó, mi hermana

—Todo —reafirmó, asintiendo con la cabeza—. La operación que se requiere, se llama mastectomía. Muchas veces se debe remover el musculo pectoral y algunos ganglios en la axila. Para la reconstrucción es recomendable hacerla con el músculo que está en el abdomen, se voltea, se sube. Reemplazando de esta manera el pectoral. En el vientre colocaremos una malla para reemplazar el músculo. Tiene que permanecer un tiempo en posición fetal mientras cicatriza y se recupera.

Mi imaginación volaba, cada vez más rápido con lo que él describía y quede muda.

—Más o menos a los 20 días de la operación, empezaremos las quimioterapias, en principio son 6. Después de la operación sabremos si hay necesidad de radioterapias.

Mi hermana preguntaba y cuestionaba todo. Yo seguía muda. No se me ocurría que preguntar.

—Voy a llamar a la doctora especialista en reconstrucción a ver si las puede atender de una vez.

Efectivamente sí podía. Nos dio la dirección y al despedirse nos dijo:

—De aquí en adelante todo es plata.

—¿De cuánto estamos hablando? —pregunté preocupada—. Pues entre exámenes, consultas, biopsia y patología llevábamos gastado bastante ya.

—Cincuenta millones más o menos. Yo diría más que menos —y nos dio la espalda.

—¡Moriré con el cáncer! —dije mirando a mi hermana—. Vendo el carro y lo demás, ¿dónde lo voy a conseguir?

En el trayecto hacia el consultorio de la doctora no cruzamos palabra, ni siquiera nos miramos. Estábamos impactadas.

—Adelante —nos invitó a seguir una enfermera.

—Buenas noches —saludó amablemente la doctora—. Siéntate allí —me dijo mostrándome la camilla de exámenes. Marta por favor, tómele la tensión.

—220-180 —dijo alarmada, la enfermera.

—Pero ¿cómo el gran doctor me la manda así sin una pastilla, después de ese diagnóstico? ¡Tráigame un vaso con agua! —le ordenó a la enfermera. Tómate esto. Acuéstate y descansa —dijo estregándome una pastilla.

Mientras trataba de tranquilizarme con los ojos cerrados, mi hermana y la doctora hablaban sobre la operación. Yo las oía, pero no quería entender lo que decían. Necesitaba de alguien especializado para cuidarme, pues mi operación tendría un post operatorio complicado. La clínica Vargas Torres, no era una opción para ese tipo de operaciones. Se debía hacer en una más grande.

—¿Estás mejor? —me preguntaba mientras subía mi blusa—. No tienes nada de grasa. Debes dejar la dieta. Comer de todo para engordar un poco, mientras tomamos todos los exámenes para la operación. Necesitamos grasita —me dijo sonriendo.

—No hago dieta doctora —contesté.

—¿Qué deporte practicas?

—Ciclo-montañismo, ¿por qué? —pregunté curiosa.

—Por favor deja de practicarlo, necesitamos grasita —repitió.

Nos sentamos las tres, alrededor del escritorio.

—¿Entonces que decides? Si te vas a hacer la reconstrucción, debo ordenarte unos exámenes.

—No estoy segura. Además, tengo que consultar con mi esposo y el bolsillo. En realidad, estamos cortos de dinero —dije, agradeciendo a la doctora por su tiempo.

Manejaba rumbo a la casa de mi hermana, el silencio era tan grande que se podían oír nuestras respiraciones, yo estaba pendiente de la calle, era de noche, las 8 pm, marcaba el reloj del carro. De pronto mi hermana con voz extraña dijo:

—Qué oscuro que está Bogotá esta noche.

«Pero si está muy iluminada», pensé mientras la miraba.

—Boba —le dije, soltando la carcajada— ¡Tienes las gafas de sol puestas! —y ella se unió a las risas.

Era como la cuarta vez que me despertaba. Tenía una sensación extraña en mi cuerpo. No sabía si era frio o calor, si me encogía o me estiraba. Todos los pensamientos se agolpaban en mi mente sin orden lógico, sin embargo, eran muy abrumadores. "Mastectomía", "cincuenta millones", "músculos del estómago", "necesitamos alguien especializado que la cuide", "de aquí en adelante todo es plata".

Me levanté. Fui a la habitación de Naty, dormía tranquila. Me quedé observándola un buen rato, una niña muy linda, con un cuerpo espectacular. «Nos quedó bien hecha», pensé. Un escalofrió recorrió mi cuerpo, ahora ella está en un mayor riesgo de contraer esta enfermedad. Deseché ese mal pensamiento —sacudiendo la cabeza— y me dirigí a la cocina. Iba por un vaso con agua, de repente pensé: «lo que necesito es un vinito».

El segundo hallazgo

—¿Mauro? ¿Me oyes? —la comunicación estaba mala.

—María, cuelga yo te llamo.

Cuando terminé mi relato del día anterior, me di cuenta que Mauricio estaba muy molesto.

—¿Por qué no oímos la opinión del doctor especialista? Es el mejor oncólogo de Colombia. Creo que tiene el consultorio por los lados de Unicentro. Reúne todos los exámenes y las ecografías que tengas, se los llevas y veremos qué opina y cuál es el presupuesto —decía con una voz grave, el tono de voz que usaba cuando estaba en total desacuerdo con algo y no quería discutirlo.

—Está bien, haré eso esta semana —contesté.

—Yo te estoy llamando. Si necesitas más dinero, me avisas. Cuídate. Tus hijos y yo te necesitamos, curada y fuerte. Un beso.

Estaba buscando cita con el mejor de los oncólogos, no había para esta semana, hasta dentro de 8 días. La tomé y anoté en mi agenda. Al reunir los exámenes me di cuenta que no tenía la ecografía, y seguramente estaba en el consultorio del gran doctor, al que no tenía muchas ganas de volver a ver.

Fui a la Clínica de la Mujer a preguntar con una gran sonrisa ¿cómo hacía para obtener una copia de la ecografía? Recuerda... "las palabras mágicas, te abren las puertas".

—Buenas tardes —sonrisa—, fuera tan amable de decirme que debo hacer par...

—Hola María Consuelo, ¿cómo estás? Ven, pasa a mi consultorio —era el doctor papito y ese día lo tenía para mí sola.

—Doctor Botero, quería saber si puedo tener una copia de la ecografía, por favor.

—Pero primero cuéntame que decía la patología.

Cuando terminé mi relato, un tanto alterada. Me miró con ternura diciendo:

—Vamos a ver la diferencia entre una mama sana y una con lesiones, mientras nos preparan una copia de la ecografía.

Me sabía de memoria la rutina. Salir en toples con una blusa espantosa, tres tallas más grandes, fabricada con una tela gruesa, color verde o azul. Me recosté en la camilla. Me dispuse a ver en el televisor del frente las imágenes, tal vez por última vez, de mi mama derecha.

—Mira —dijo, moviendo el mouse por mi pecho, lleno de gel—. ¿Ves esto? Es la lesión, este tejido muestra diminutos punticos con forma irregular que es la fibrosis, si fueran totalmente redondos no habría problema. Ahora vamos a ver la izquierda. Te podrás dar cuenta de la diferencia —decía, mientras echaba más gel en mi lado izquierdo— ¿Viniste sola? —preguntó, mientras movía el mouse por mi mama izquierda.

—Sí —contesté con una sonrisa.

—Pero tú eres una mujer valiente —argumentó—. Mira, tu mama izquierda presenta el mismo tejido, estoy casi seguro que es cáncer bilateral de seno.

No me desmaye porque estaba acostada.

—¿Qué me quiere decir doctor? —pregunté angustiada—. ¿Qué decía la ecografía de la mama izquierda? ¿Qué opinó el gran doctor, con respecto a esto? —preguntaba con curiosidad—. ¡No me pidieron ese examen! Solo me han examinado el derecho siempre. Nunca me ha dicho nada respecto al izquierdo —yo contestaba en automático.

Él, muy serio, tomaba fotos —las que se hacen en las ecografías— tomando y apuntando las medidas. Llamó a la enfermera dándole instrucciones para imprimir los nuevos exámenes.

Salí con una nueva ecografía. Mi gran sonrisa, era una mueca en ese momento. Me subí al carro me agarré al timón y lloré, casi gritando, por un buen tiempo. Me van a quitar las dos, me repetía una y otra vez. Manejando hasta la casa no paré de llorar.

Durante el trayecto un señor manejaba al lado un carro blanco. Me miraba angustiado. En un semáforo bajándose del carro, me preguntó:

—¿Necesita ayuda? ¿Se encuentra bien?

—Sí, gracias. Solo fue una noticia inesperada —contesté, poniéndome de nuevo en marcha.

No recuerdo bien como llegue a mi habitación, respire profundo y llamé a Mauricio.

—Estoy aburrida, muy aburrida —y le conté—. Por favor, no le cuentes a los niños, no quiero que se angustien. Ahora quiero descansar, excúsame y le colgué. Lloré casi tanto como el día que se murió mi mamá. ¡Deseaba mucho un abrazo suyo en ese momento!

Me levanté temprano, mis ojos estaban hinchados. Me puse bolsas de té, un buen maquillaje, escogí uno de mis mejores conjuntos. Me miré al espejo, estaba lista para matar. Llegue a donde mi hermana sin avisar.

—Vine a que me invites un tinto, yo te invito a almorzar —le dije.

«Tenía mis tacones puestos. Si le contaba en la casa, lo del segundo diagnóstico, lloraríamos juntas. Así que, en un lugar público, no nos quedaba más remedio que comernos las lágrimas», pensé.

Además, quería mostrarle al gran doctor las nuevas ecografías y saber que tenía que decir al respecto. ¡Estaba furiosa! ¿Qué clase de médico era ese? ¿pero, cómo se podía catalogar esa clase de personas?

Después de mi relato y quedar atónita —derramando algunas lágrimas, entusiasmada dijo:

—¡Claro que sí!, te acompaño —y nos fuimos.

—Buenas tardes, señorita, necesito hablar con el gran doctor —y lo llamó por el intercomunicador.

—Que pasé.

—Pensará que vengo a concertar la fecha de la operación, el muy cretino —le dije a mi hermana— en voz baja.

—Buenas tardes gran doctor, le vengo a traer estos exámenes. Tengo curiosidad de saber qué hubiera pasado si me mando operar únicamente el seno derecho, sin tener ni idea de lo que estaba pasando con el izquierdo.

Mirando asombrado las ecografías, y con voz desafiante dijo:

—Como usted dijo que no tenía plata…

—¡¿Acaso se oye lo que está diciendo?! ¿Cómo le dieron el cartón? ¿Se lo ganó en una rifa?! —decía yo, con un tono muy alto de voz, mientras nos parábamos e íbamos saliendo del lugar—.

¡Usted es un imbécil! —dije cerrando la puerta tras de nosotras y nunca más lo volví a ver.

2. DE TOUR POR LOS CONSULTORIOS ONCOLÓGICOS

Lo que resistes persiste.
Toma el camino de la no resistencia.
Sé como el rio.
Vive tu vida en el fluir.

Anónimo.

Experiencias inesperadas

Tenía todo el paquete de exámenes en orden. El consultorio era sencillamente espectacular, con una decoración exquisita. Como diría mi mamá "No hay nada charro hijita, ni discordante. Todo de muy buen gusto". En ese momento sonaba música clásica, "la caballería ligera" pieza que me gustaba mucho.

—El doctor ya la va a atender adelante, por favor.

Me recibió detrás de un escritorio de madera lindísimo, tenía dos paredes tapizadas de cartones, reconocimientos y premios. Además, todo un caballero. Con una gran sonrisa, me invitó a sentar. Me ofreció algo de tomar. Luego amablemente me pidió que le contara a que había ido. Me escuchó con mucho interés, me hizo varias preguntas. Se interesó en cuáles habían sido mis emociones, me mostró fotografías y me tranquilizó.

Luego paso a los exámenes de rigor, peso, talla tensión, y demás. Yo estaba encantada. Pero todo cambio cuando le manifesté mi deseo de no hacerme la reconstrucción, inmediatamente.

—Cómo así que no se la va a hacer, usted es una mujer muy joven y la necesita —me decía alzando la voz.

—Doctor, yo tengo 4 hijos y he tenido dos matrimonios. Ya cumplieron su función. No voy a hacer portadas en Soho (una revista para hombres colombiana), entonces no me la voy a hacer.

Me dio su opinión y el presupuesto de todo lo que necesitaría hacer, me despedí y me fui.

Estaba sin saber qué hacer, me alteraba mucho que las personas me dijeran que hacer, y era la primera vez que no tenía control de las cosas. Decidí visitar a mis sobrinos y hablar con ellos del asunto. Me dirigí rumbo a la clínica Vargas Torres, deseando poder encontrarlos desocupados. Hablé con Patty, su respuesta fue contundente.

—Si fuera yo, no me haría la reconstrucción todavía, porque te vas a meter con una parte de tu cuerpo que está sana. El proceso de cicatrización, apenas empieza cuando te apliquen la primera sesión de quimio, el tiempo requerido para unirse los tejidos es de 4 meses. Además, vas a estar en posición fetal. Si te da vómito, me imagino, que el dolor se puede sentir un poquito más. Si te van a hacer radio, las prótesis se van a dañar porque se pueden quemar, deformar o alguna otra complicación —decía sin tratar de convencerme, solo de informarme.

Alguien que nos estaba oyendo, sugirió la meditación y yoga. Lo dictaban cerca de ahí, además podía irme caminando porque era dos cuadras más allá. Busque el lugar, pedí información y regrese a casa. Me estaba esperando mi sobrina, Maly —ella es instrumentadora quirúrgica— ahora vive en Estados Unidos.

Le mostré la información del sitio y al otro día fuimos. Efectivamente, nos convenció la explicación y nos inscribimos en yoga, meditación y danza árabe.

Las tres materias por así decirlo, me ayudarían a tranquilizar, dejar el stress y empezar a reconectarme con mi cuerpo y espíritu. "¿Reconectarme? Esta gente es interesante, pero tiene su rayé", pensé erradamente.

A medida que pasara el tiempo, me iba a dar cuenta de lo desconectada que estaba, de mí misma, de todo y de todos.

Tomando decisiones

Llegó Mauricio, fue un viaje relámpago, teníamos que decidir qué hacer. Lo discutiríamos al almuerzo, me llevó a Andrés Carne de Res. Hacíamos presupuestos y era demasiado dinero. ¿y si me moría? Todo ese dinero podía servir para la universidad de los niños y no sabíamos si la inversión sería segura.

En medio del almuerzo le dije:

—Lo bueno de esto es que ahora sí voy a ponerme unas pochecas más grandes y voy a usar muchos escotes —dije riéndome.

—Eso es lo que me gusta de ti, eso es lo quiero que le enseñes a los niños, a no rendirse —dijo tranquilo con el convencimiento que yo podría con esto, aunque estuviera prácticamente sola—. Definitivamente activar la prepagada no se puede porque son tantos millones —decía Mauro con calculadora en mano.

—Cuando trabaja en la Holcin, nos descontaban poco porque era un paquete de varios profesionales —dije—, pero al tomarla sola era mucho dinero, pensando en todos los gastos de aquí en adelante. Entonces tomaremos una EPS.

—Averigua cuál sería la mejor —me sugirió Mauro.

Su opinión como médico también era muy importante para mí, tenía dos opciones y yo debía elegir. No pasaba nada si me hacía la reconstrucción después.

—Con tetas o sin tetas, te voy a seguir queriendo. Total, tampoco es que tengas muchas —dijo cuándo nos íbamos del restaurante.

Viajó al otro día. Yo estaba mucho más tranquila. Las meditaciones guiadas, los ejercicios de Yoga, aprender a respirar.

Las lecturas que nos hacía Adall al inicio de las clases, estaban llegando a alguna parte de mi Ser. Estaba descubriendo algo nuevo.

Empecé a atar cabos ... a entender porque sentía las energías de los lugares y de las personas.

A darme cuenta que desde muy niña el Universo me estaba hablando y por miedo, siempre hui a ese conocimiento.

Nos divertíamos montones con la danza árabe, pues aprender a mover las diferentes partes del cuerpo, con esa cadencia, era un poquitín difícil.

Todas las que tomábamos el curso, nos burlábamos entre sí. Una hora duraba la clase y era bastante agotador. Después de un tiempo, aprendimos y lo más importante teníamos ritmo.

Nos reunimos donde Margarita, con María Helena, una gran amiga que vive en Chía y con el asesor de Salud Total.

Nos explicó los servicios, los beneficios, los costos y demás. Llenamos los formularios y quede con la Eps. Ahora, debía esperar que llegara el carnet para poder acceder a los servicios.

The Saint Joseph Memorial Hospital

TODO LO QUE HAY

Si hay tristeza aquí, déjala ser.
Si hay alegría aquí, déjala ser.
Si hay insensibilidad aquí, déjala ser.
Si hay incertidumbre aquí, déjala ser.
Si hay un vacío indescriptible aquí, déjalo ser.
Considera la posibilidad
De que no existe ningún error en esto.
No hay pensamiento ni sentimiento no querido,
Nada que se aparece en el momento que está "en contra tuyo".
Sé lo que eres,
Sé el vasto Campo, el Espacio ilimitado,
En el que todos los pensamientos y sentimientos vienen y van,
Sin esfuerzo, de manera natural.
Deja de intentar estar "allá",
Deja de intentar "sentirte mejor",
Deja de apresurarte hacia el FUTURO.
Inclínate ante el PRESENTE, exactamente como es.
Conoce su sacralidad, siente su calidez.
Tal vez no te sientas "mejor" inmediatamente,
Pero te sentirás vivo/a, enraizado/a.
Tal vez no llegues 'allí',
Pero te enamorarás del AQUÍ,
Que es todo lo que hay.

Jeff Foster

Habíamos hablado mucho del cambio drástico de pasar de la medicina particular a una EPS. Ya me había hecho lavado de cerebro. Ahora tenía que hacer filas. Esperas interminables para las autorizaciones. Las citas por allá a los 20 días cuando estuviera la agenda libre.

Estábamos emocionadas Margarita y yo con nuestros nuevos carnets de la salud. Llame a pedir cita, había consultas en el norte, todo iba bien hasta que me pidieron una biopsia de la mama izquierda. Era necesaria. La tomaban en el hospital San José. Era la primera vez que oía nombrar ese hospital.

—Queda en la plaza España. Fácil de llegar —me dijeron—. Si no conoce, es mejor que se vaya en Transmilenio la primera vez, se baja en el parque, lo atraviesa, baja tres cuadras y llega a la plaza y ahí es.

—Margarita mañana tengo cita en el San José, ¿me acompañas? —le dije mientras montábamos en bicicleta. Lo hacíamos todos los días 2 horas. Nos hacíamos masajes reductores. Así podíamos comer sin engordar.

—Listo vamos. ¿Dónde es? —preguntó curiosa.

—En la plaza España —contesté. Y le expliqué cómo llegar allí.

—Ah, es fácil —me dijo.

A las 9 de la mañana llegó a mi casa y de ahí caminamos hasta la estación más cercana del Transmilenio. Era nuestra primera vez en este transporte, pero nos habían explicado muy bien. Llegamos al parque y nos bajamos. Se nos notaba que hacíamos ejercicio, teníamos bonitos cuerpos e íbamos vestidas como siempre, pero muy elegantes para el lugar. Nadie nos advirtió qué podríamos encontrar al llegar. "¿Por qué no habíamos tomado un taxi?", pensábamos angustiadas. Mientras casi trotábamos para poder llegar al hospital.

Al atravesar el parque había varios habitantes de la calle, que al vernos se nos dirigieron a pedirnos dinero. Nos miramos.

—Tranquilas —dijimos en coro— ¡Apurémonos!

Llegamos a la esquina y ellos se quedaron atrás. Bajamos por una calle llena de almacenes de cuanta chuchería quieras, cobijas de tigre, colchones, misceláneas, pintura, ferreterías, estábamos divertidas con lo pintoresco del lugar. También, habíamos recibido más piropos en esas tres cuadras que en toda nuestra vida.

—Nos van a sacar a vivir decentemente —decía Margarita riéndose—, ya no te debes preocupar por el costo del tratamiento.

Nos reíamos confiadas, habíamos llegado a la plaza España. El hospital quedaba atravesando la plaza en la mitad de la cuadra.

De repente alguien nos preguntó asustándonos:

—Huy, madrecitas ¿las acompaño?

Era un habitante de la calle, sucio, con un frasco de pegante en una mano y en la otra una cobija más sucia que él. ¡Nos miramos! El hospital estaba muy lejos… ¿la plaza había crecido? Empezamos casi a trotar.

—¿Qué les pasa? ¿Están diarreicas? —seguía diciendo al lado nuestro— en ese momento se unieron otros dos.

Mi corazón se aceleró. Se nos hizo eterno el trayecto.

Empujamos al portero y entramos a la fuerza. Teníamos la boca seca.

—Vengo a cita con...

—Tranquilas, sigan, total ya están adentro —nos dijo el portero, un tanto divertido de vernos las expresiones de nuestras caras.

Margarita estaba pálida, yo debía estar peor.

—¡No sea pendeja, qué susto! Tomémonos un cafecito —dijo Margarita.

El primo de ella, era el jefe del departamento de anestesia del San José. El doctor Reyes.

—Él me dice que la cafetería chévere es por allí —dijo volteando a la derecha. Nos sentamos, descansamos y nos relajamos con el cafecito.

Habíamos llegado al otro Bogotá. La sala de espera era un corredor con algunas sillas, cabe anotar que no había música. Ni siquiera la del suicidio. Las largas esperas, me hicieron trabajar en la paciencia —la vida empezaba a enseñarme poco a poco— No todo era rápido, a la hora que yo quisiera y como yo dijera. "Me volví maestra en la paciencia". Sin saberlo fui trabajando mi adaptación y aceptación. "Más tarde comprendería esto". Fue mi primer día de muchos años de aprendizaje.

—Consuelo Vargas —llamaron.

Entramos. Era un doctor simpático. Decía lo mismo que todos los oncólogos, pero su lenguaje verbal y corporal era distinto.

LO QUE DICES, CÓMO LO DICES Y CÓMO IMPACTA EN LOS DEMÁS, fue su legado para mis talleres que dictaría años después.

Trasmitía una energía muy bonita y por primera vez sentí seguridad. "Ahora sí, estoy en buenas manos", pensé erradamente. Más tarde entendería, que siempre había estado en buenas manos. Solo que no sabía cómo soltar, ni manejar mis emociones. No confiaba. Eso lo aprendería y comprendería, a medida que los Ángeles y la información llegaran a mi vida.

Margarita me miró:

—Bueno… amiga, al menos aquí te revisan 4 médicos al tiempo, eso es bueno, porque hay lluvia de ideas —dijo sonriéndome con complicidad refiriéndose al Saint Joseph—. Tenemos que tomar una biopsia de la mamá izquierda, todavía no tenemos un diagnóstico cierto de qué tipo de cáncer tienes allí. Aquí están las órdenes, cuando tengas las autorizaciones, los resultados de los exámenes y todo en regla, llamas para pedir cita y ese día vemos en qué fecha la podemos hacer.

Sobra decir que nos devolvimos en taxi. Ese día descubrimos que las puertas de salida del parqueadero, daban justo frente del San

Andresito de San José. También habíamos aprendido como deberíamos vestirnos la próxima vez.

Menos mal, que todos los exámenes que me pidieron los hacían en la castellana; en el norte; la valoración para anestesia sí tocaba en el Saint Joseph. De nuevo en el hospital, esta vez nos fuimos menos arregladas. Ya sabíamos irnos en carro y entrar al parqueadero, nos fue mucho mejor. Llegamos contentas a la casa, había sido una "aventura".

Eran las 5 de la mañana, mi hermana me recogió. Fuimos por Margarita, ella dejaba ese día a su esposo y a su hija, sin atención, por acompañarme. Jamás olvidaré ese acompañamiento. "¿Qué haría sin estas dos mujeres?" —pensaba—. Bueno, mi hermana es mi hermana, pero también desatiende su casa por mí.

—¡Unos desechables! —gritó Genny, con angustia.

Habíamos planeado por donde irnos, ¿era mejor por la 30?

—Pero a esta hora los habitantes de la calle están durmiendo —dijimos al unísono Margarita y yo.

—Vámonos por la Caracas, llegamos más rápido —dije con convicción, estaba nerviosa y no quería dar más vueltas.

El semáforo, se puso en rojo. Había como tres habitantes de la calle, acostados durmiendo contra una pared. Casi no había carros, ni gente. El grito de mi hermana me sobresalto.

—¿Acaso no estaban durmiendo? —dije en voz alta, cuando se acercaron al carro, a limpiar las farolas con unos trapos negros de la mugre.

—¡Les dije! ¡les dije! —gritaba mi hermana.

Yo, me agarraba de la puerta, para que no me la fueran a abrir.

—¡No esperes el semáforo! ¡Arranca! —dijo Margarita angustiada.

Llegamos lívidas al hospital, parqueamos riéndonos y diciendo: menos mal que no nos pasó nada. Cuando mi hermana exclamó:

—Yo sí oí un tac. Me robaron la farola.

Efectivamente, había un gran hueco donde debía estar la farola. Me sentí culpable. Horas más tarde, le venderían la misma farola por $20.000 pesos, en los almacenes de repuestos "ROBADOS" cerca al hospital —estaba contramarcada— por eso sabíamos que era la misma.

A las seis de la mañana, me estaban recibiendo los papeles en la sala de espera, de cirugías ambulantes. Cuando oí mi nombre media hora más tarde, me despedí con un "ya nos vemos".

Me desperté con mucho dolor. Traté de tocarme, y alguien me tomó la mano y lo impidió. Era medio día, me di cuenta con alegría que no estaba mareada; la anestesia que me habían puesto era especial; sin winadol. Mis acompañantes llegaron con la ropa y les entregaron los formatos para tramitar mi salida.

—Puede llamar dentro de 20 días a este teléfono, para ver si ya tienen listo el resultado de la patología. Si está lista, pide de una vez cita con el doctor. Aquí está el requerimiento para una cita con el mastólogo —dijo, una enfermera deseándome buen día.

Toda mi gente linda tenía algo que hacer exactamente a los 20 días, cuando tenía que ir a hablar con el doctor sobre los resultados. Me fui sola. Manejé a toda prisa y llegué sin contratiempos, el mismo corredor y las mismas sillas para esperar mi turno.

Para ese entonces, ya me había hecho amiga de la persona que atendía la cafetería de los médicos; vendía unos pastelitos de pollo deliciosos; y nos atendía muy bien. Tenía media hora antes de que empezara la consulta, así que me encaminé, hacia el lugar donde podía deleitarme con un rico cafecito y un pastel. «Con eso tendría fuerzas para oír las noticias sin desmayarme», pensé.

Me había distraído con mis pensamientos, miré el reloj, habían pasado 35 minutos, salí corriendo del lugar. "María Vargas", alcancé a escuchar cuando entraba al corredor a toda prisa. Encima del escritorio el doctor tenía mi historia, los resultados y unos formatos.

—Mi querida María Consuelo, basándonos en estos resultados, tenemos que hacer una mastectomía bilateral, radical. La ventaja es que el tumor es ductal y está encapsulado, es grado III. Tenemos que hacernos todos estos exámenes, valoración por anestesia, cardiólogo... etc. —decía mientras me entregaba un gran listado de exámenes.

—¡¿Todos estos?!

—Si, se toman en sangre; un solo pinchazo; recogen cuatro frasquitos y con eso tenemos. No te preocupes —terminó diciendo dándome una palmadita en mi hombro. Mientras salía continuaba...

—Cuando tengas todo listo, vienes y programamos la cirugía. Dura más o menos 5 horas.

Llegué a mi casa con angustia. «Después de todo, ¿me estaba muriendo a pedacitos?», pensé mientras marcaba el teléfono.

—Vámonos al salón de belleza, necesito hacerme uñas y pelo, además de relajarme un poquito —invitaba a Margarita por teléfono.

—Listo, nos vemos en media hora, en la esquina del salón, ¿te parece?

—Me parece.

3. CAMBIANDO Y CUESTIONÁNDOME

Mi encuentro con la bioenergética

Margarita y yo, habíamos llegado un poco antes de la hora acordada para que nos atendieran a nuestro lugar favorito: un pequeño spa dónde nos consentían mucho, además de contribuir para estar hermosas. Nos hacían unos masajes fabulosos y unas mascarillas estupendas. Podíamos reírnos, llorar; contábamos lo que nos pasaba; todas opinábamos sobre lo que se debía hacer, cómo deberíamos actuar, nos alegrábamos y celebrábamos lo bueno, magnificábamos lo malo también. En fin, ahí éramos las reinas del drama.

Nos caracterizábamos por nuestra alegría, se notaba donde quiera que fuéramos, siempre estábamos sonrientes. Ese día estábamos apagadas, les íbamos a contar que tenía "cáncer bilateral de seno". ¡Y realmente estaba asustada!

—Hoy quiero solo un masaje relajante, Amparito —dije, dejándome caer "como un saco de papas en un sillón".

"¿Acaso, también había perdido mi compostura?", pensé, recordando que allí nadie me criticaría, solo me apoyarían. "Tranquilita descansa, es solo por hoy mami. Mañana me pongo los tacones", dije en voz baja, mirando hacia el cielo.

—¿Alguna vez ha ido donde un médico bioenergético? —me preguntó Amparito, masajeándome los pies.

—No ¡nunca! ¿por qué? —pregunté llena de curiosidad.

—Le voy a dar la dirección del mejor de Colombia. Eso sí; tiene que mandar a alguien que haga fila para que la atiendan temprano; por ahí a las 5 de la mañana, él empieza la consulta a las 7am; atienden por hora de llegada; y como es la primera vez, dice que va remitida por mí.

Pensaba...mi empleada no es de aquí; no conoce muy bien Bogotá; Naty está en la Universidad.

—Me voy a mandar yo misma —dije en voz alta—, se oyó una carcajada general.

Carrera 15bis...calle 109 aquí es. Llegué en taxi, no había parqueadero. Era una casa grande blanca, había una persona, eran las 5 de la mañana.

—Buenos días. ¿Aquí se hace la fila para ver al doctor Castro? —pregunté, ajustándome el abrigo ¡hacía frío!

—Si, estoy haciendo fila para mi esposa. Cuando se logran los primeros turnos es mejor, porque no hay tanta gente —me dijo sonriendo.

—¿Qué tal es el doctor? —pregunté molesta, por el frío y por estar en la calle a esa hora sin saber que esperar.

—Buenísimo. Toda mi familia viene donde él —contestó enfático.

Abrieron las puertas y empezaron a atender. Para esa hora; las 7 am; estábamos 20 personas o más, haciendo fila. "Menos mal que yo era la segunda", pensé. Mientras nos hacían entrar alcancé a leer: le confiere el título de médico y cirujano, había otro diploma de una especialización en Alemania sobre algo que no recuerdo ahora, había estudiado medicina y vivido en la India por 9 años. "Este loco está más preparado que un yogurt", reflexioné.

Hasta ese momento creí desde mi ignorancia que bioenergético era sinónimo de yerbatero, muy parecido a Campo Elías. El señor que llamaban siempre en las fincas de mi familia en el llano, cuando yo era niña, era el médico de la región. Llegaba con su mochila llena de yerbas y rezaba el ganado desde una montaña para que se le saliera el nuche "y funcionaba" —yo lo comparaba con un mago—. Pues curaba a todos, de todo.

"Sentí angustia", la misma de aquel día en que por mi culpa casi se muere Isabelita. Era la hija del encargado. Mi compañera de juegos y aventuras en ese universo lleno de cosas sorprendentes, la naturaleza en su estado puro por ese entonces.

Isabelita había llegado corriendo una mañana —gritando con angustia:

—¡Papá¡, ¡mamá! ¡Me mordió una culebra!

Yo corrí a ver, Salí de la casa grande y miré el camino que llevaba hacia Monterralo (por donde venía Isabelita); un caserío en la carreta antes de entrar a la finca; quedaba como a 20 minutos en carro, casi siempre caminábamos, o íbamos de a caballo. Me gustaba ir a comprar leche condensada en la única tiendita de la región.

Algo traía colgando, de su mano. ¡Era la culebra! Una *cuatro narices*. La recomendación rezaba: "*si te muerde una culebra tienes que cazarla y traerla, para salvarte*". Ella… una llanera valiente, traía su culebra.

—Necesitamos a Campo Elías —gritaban—. Mi papá, salió con las llaves de la camioneta en la mano, junto con el mayordomo se fueron por él.

Mientras, en la casa de los obreros, todo era revolución. Buscaban una habitación ojalá sin ventanas; para ella sola; trajeron una cama de la casa grande y sábanas blancas. Vistieron a Isabelita con cosas blancas también. No podía comer, ni beber nada hasta que viniera Campo Elías.

¡Llegaron! yo miraba su mochila, ahí trae lo que la va a salvar —estaba segura.

—Las mujeres no deben estar aquí —dijo con fuerza mirándonos—. "No pueden visitarla, ni siquiera pasar por frente a su cuarto. Mucho menos si tienen la menstruación".

"¿Y eso que sería? ¡Estaba casi segura que, en la casa, nadie había tenido esa enfermedad!", pensé.

Tenía que permanecer encerrada 21 días, y yo la extrañaba, si no se había muerto todavía, no le haría daño que la visitara— recapacité— espere a que mis papas durmieran la siesta, salí sigilosamente y corrí hasta la casa de los obreros.

—Isabelita —llamé—, ¿cómo estás?

—Bien, de la vuelta por detrás y le abro —me dijo, alegremente.

Sin pensarlo dos veces entré a la casa y corrimos hacia la habitación de Isabelita, nadie nos podía ver. Ella me mostró su dedo; lo tenía muy delgado; pero lo podía mover y casi no le dolía. La felicité, le dije cuanto la extrañaba y salí corriendo, cuando oímos voces. Hui hacia el comedor y me tocó salir por una ventana.

Estaba en la cocina de la casa grande mirando como sacaban las brasas para la plancha, cuando... Se oyeron unos fuertes gritos ¡se muere! Vi a papá salir en la camioneta. Iban de nuevo por Campo Elías. Isabelita está mal dijo mamá.

"La maté" —pensaba, mientras un frio recorría todo mi cuerpo— tomé a mamá de la mano y rogándole le dije:

—Vamos a rezarle a tu Virgen, estoy segura de que ella la salvará —empecé a llorar, cada vez más.

Mamá preocupada me preguntó:

—¿La quieres mucho, verdad? Tranquila, todo va a estar bien.

Pero yo no podía parar de llorar. Mi mamá se preocupó; yo no era una niña llorona.

—¿Qué te pasa? ¿Por qué lloras así? —preguntó mirándome.

—Es que me comí una mandarina verde, muy verde y me duele el estómago —fue lo que se me ocurrió decirle.

Ella me abrazó, muy fuerte. Ahora sé con certeza que no la engañe, como pensé en ese entonces. Me dio su abrazo, protegiéndome del dolor. "Ojalá contara con su calidez, en ese momento, que tanta falta me hacía".

Llegó Campo Elías, otra vez con su magia y todo estuvo mejor. En la cena, mi papá habló de la importancia de la obediencia, de las consecuencias de romper las normas… Mis grandes lágrimas caían dentro de mi comida. Me prometí en silencio, jamás volver a desobedecer. Ahora entiendo que eran mis primeros acercamientos con el desarrollo de mi vida espiritual.

—¡Siguiente! —dijo la enfermera—. Volví al momento presente, me tomaron datos, abrieron la historia clínica y me hicieron subir al último piso donde atendía el doctor. Entré al consultorio, en ese mismo instante sentí, como si una oleada de paz me hubiera acogido, ¿el doctor irradiaba luz? A lo mejor era el reflejo del sol en la ventana —más tarde entendería que era un ser lleno de luz.

Me miraba fijamente, mientras yo le contaba cual era el motivo de mí consulta. Para mejorarnos vamos a tener que cambiar tus hábitos alimenticios, pues las células cancerosas se alimentan de las grasas saturadas, los azucares refinados, y especialmente de tus emociones y sentimientos. La rabia, el resentimiento, el odio...

—¿Crees que podrás dejar la carne, los jugos de caja, las sopas de talego, las comidas chatarra, los productos lácteos, si lo intentas? —preguntó con curiosidad.

—Creo que sí —contesté sin mucho convencimiento—. ¿Pescado de vez en cuando?

—¡No!

—¿Atún?

—Tampoco. Nada de origen animal es recomendable. Empezaríamos con una desintoxicación. ¿Estás lista?—dijo sonriendo.

—¡Claro! —contesté acordándome, de la importancia de la obediencia. Ahora él era mi campo Elías.

"Podríamos ir sanando tu interior a medida que lo hacemos con tu cuerpo. Compra un cuaderno de 100 hojas y vas escribiendo, todo lo que recuerdes; desde lo que recuerdes; así sean momentos. Los recuerdos, cuando uno es muy pequeño, son como fotos, ¡esos son muy importantes! Es lo que más te impactó en un momento dado" —yo, escuchaba con atención.

"Necesitamos saber cómo fueron tus relaciones y tu vida. Llévalo siempre contigo y a medida que te vayas acordando, vas escribiendo dónde sea. Y tranquila, estas, muy acompañada". —más tarde entendería, que "muy acompañada" se refería al mundo espiritual.

La primera semana fue muy dura, tres días en que comí únicamente papaya en todas sus formas y de beber solo agua pura o agua aromática. Era desintoxicación de mi cuerpo. Acompañada por unas gotas esenciales que el doctor prepara especialmente para cada paciente.

Luego una semana en donde se incluyó el caldo de papas, más la papaya, más el agua pura, el agua aromática y las gotas. Luego cada semana se incluía otro tipo de alimentos, primero los cereales, luego las legumbres etc. Toda esta terapia iba acompañada de terapia neural, moxas, aplicación de algunos sueros que contenían la tabla periódica, autovacunas y el famoso cuaderno, de donde se sacaron varios procesos de perdón y comprensión en mi vida.

Me volví vegetariana con algunas trampas, pues no pude dejar el queso ni los huevos. Fue muy importante su acompañamiento en el proceso de mi enfermedad. Me ayudó a reconciliarme con mis seres queridos y a reconectarme con las diferentes partes de mi cuerpo.

Mensajes angelicales, conociendo el Reiki

Cinco Principios de la vida Reiki:
"Solo por hoy...
No me enojo
No me preocupo
Honro a todos mis semejantes
Trabajo comprometidamente conmigo mismo
Respeto la vida en todas sus formas y la agradeceré"

Íbamos riéndonos como locas de acordarnos de la última clase de danza árabe, habíamos practicado mucho los movimientos en mi apartamento. Mi sobrina Maly y yo, habíamos decidido ser bailarinas profesionales. "Si algún día dejábamos de parecer como patos cojos" —nos burlábamos de nosotras mismas.

Primero, teníamos clase de yoga con Adall, habíamos hecho muy buena conexión. Yo quería volverme chamana; que significa mujer medicina; él había quedado de enseñarme. Cuando entramos vi una cartelera con unos símbolos.

—Mira, yo me soñé con eso anoche —le alcancé a decir a mi sobrina.

—"Namasté" —saludó Adall.

—"Namasté" —contestamos y empezamos.

A medida que transcurría la clase, yo miraba con más atención los símbolos, no se parecían a nada. "El último parece una pagoda china ¿qué será?", pensaba intrigada. Terminamos con una meditación, casi no me concentré. ¡Necesitaba saber qué era eso! Parecía que la meditación duraba más de lo habitual

—Adall, ¿qué son esos símbolos? —pregunté con muchísima curiosidad.

—¿Por qué? —me contestó, con mucha calma.

Empecé mi relato: Anoche tuve un sueño... diferente... "hermoso", Así podríamos llamarlo. Unos seres dorados brillantes; el color jamás lo he visto aquí, era diferente, más brillante, más bonito, como más radiante; venían hacia mí, trayendo una especie de túnica o camiseta blanca, también radiante; o sea ninguno de los dos colores los he visto en la tierra; cada una con un signo de esos al frente, igual de grandes a las túnicas y me vistieron con ellas. Venían de a dos, no me preguntes si tenían pies, manos, o alas, tampoco si eran hombres o mujeres. Solo sé que, fue lo más hermoso que he visto, simplemente se deslizaban por el espacio. Y me dijeron: "Úsalos". Pero no me hablaron, sin embargo, los oí.

—Estos símbolos son del Reiki, ¿has oído hablar de esto? —contestó interesándose en mi respuesta.

—¡Jamás! ¿Eso qué es? —pregunté aún más intrigada.

—Es una manera de sanación, por medio de la Energía Divina —contestó, tomando su teléfono celular para hacer una llamada.

—¿Matty? —preguntó y de una vez comenzó a contarle todo lo que le había dicho y además explicándole que me habían diagnosticado cáncer.

—¿Puedes ir conmigo donde ella ahora? —preguntaba Adall mirándome.

—Listo —dije, impactada con lo que acababa de saber— ¿Y quién es ella? ¿Qué hace? —pregunté.

—Es una maestra Reiki, la mejor. Te va a pasar los alineamientos —me contestó, cogiendo sus implementos y de una vez nos fuimos.

Dejamos a mi sobrina en la casa y seguimos hacia donde nos esperaba Matty. Lejos de mí pensar que ese día conocería el Ser más amoroso, cálido y bello, que pudo entrar a mi vida, para ser parte muy importante de mi crecimiento espiritual.

Yo la miraba embobada, su tono de voz, su sonrisa cálida, toda ella era amorosa.

—Yo no acostumbró a hacer esto a una sola persona sin preparación previa, pero este es un caso especial —me decía con mucha seriedad, pero amorosamente. Mientras me indicaba una silla paras sentarme. Empezó la ceremonia.

—Piensa en Dios, o en la virgen o en los Ángeles, o simplemente en los Seres de Luz que te visitaron. Cierra los ojos y respira profundo.

"¡Fácil!", pensé. Yo, sabía respirar, concentrarme etc., por las clases de yoga con Adall.

Me concentré en la música, estaba sentada muy derecha, respiraba, traía a mi mente la virgen que me había ayudado con Isabelita, de pronto empecé a sentir una gran conexión, era parte de todo, ¿Estaba aquí? Sentía que estaba en otro lugar; mis lágrimas rodaron por mis mejillas; era una sensación diferente a todo. ¿Qué me estaba pasando? Matty me daba unas palmadas en mis manos, sentí que me abrió algo…fluía, estaba liviana, feliz. Empezaba mi camino hacia mi crecimiento espiritual, sin saberlo todavía.

—Amorosamente abre tus ojos —me decía, con ese tono de voz hermoso.

¡No! No quería que ese momento terminara, me sentía muy bien, no quería abrir mis ojos. "La importancia de la obediencia", recordé y los abrí.

Nos despedimos con un gran abrazo. Ese abrazo ha durado hasta el día de hoy. Espero de todo corazón que me acompañe siempre, creciendo, aprendiendo de su sabiduría y de su gran amor para con todos y con todo.

Tomé los 3 niveles de Reiki con Matty, aprendí a hacerme auto Reiki. Desde ese día, todas las noches y todas las mañanas, nos conectamos un día a la semana, en las noches, para enviar Reiki a la tierra.

En el primer nivel, aprendí a cómo con amor se curaba todo, era la esencia de la vida y a los seres humanos se nos había olvidado ese amor incondicional. Pasábamos Reiki en el piso, fue mi primer encuentro verdadero con la energía sanadora y sus efectos.

Cuando tomé el nivel dos, que tiene que ver con el cuerpo emocional, lloraba mucho, iba caminando y empezaban a salir las lágrimas por todo y por nada, estaba limpiando mi alma. Además, reforzado con el cuaderno del bio-energético, casi me convierto en "la llorona". Tengo que aclarar que fue un proceso de sanación fuerte, sin embargo, estuvo lleno de amor. Con las prácticas y enseñanzas de Matty cada día era más fácil.

Aprendía del servicio incondicional, el amor, la cooperación, estaba cada vez más sorprendida de todo lo que uno podía alcanzar a través de la práctica respetuosa del Reiki.

Llegó el nivel tres, sentía gran emoción era como mi graduación. Tenía que ver con todo lo espiritual y la reconexión fue lindísima la experiencia. Ahora podría enviar Reiki a distancia, hacer terapias a quien me lo solicitara, mucho más confiada

Lo practicaba con mis hijos, mis amigos y me sentía más confiada, estaba aprendiendo a poner mis conocimientos al servicio de mis semejantes.

Mastectomía

> *"La luna trajo consigo luz en la oscuridad*
> *Siempre pequeña, siempre en hermandad*
> *Pero las nubes la cubrieron sin siquiera preguntar*
> *Y los ojos guardaron, imposible de olvidar*
> *El recuerdo de ese brillo, como una única verdad"*
>
> Poema Turco

Eran las 5 de la mañana, no he podido dormir muy bien. ¿y ahora qué? Me hacía esa pregunta, repetidamente, desde que me habían traído a la habitación. Estaba en el área nueva del hospital, nada que envidiar a los hospitales del norte de la ciudad, los doctores excelentes, y el grupo de enfermeras y demás personas del hospital muy amables y pendientes de lo que necesitara. Era un hospital universitario, siempre había muchas personas a mí alrededor. Me sentía protegida.

—Blanca —llamé a la enfermera—. Observaba de nuevo todo, oxigeno, emobacks, suero… No sentía dolor, solo una presión muy fuerte en el pecho como si me hubieran puesto un chaleco de concreto y no tuviera suficiente espacio para respirar. ¡Mis mamas se habían ido para siempre!

—Buenos días, ¿que se le ofrece? —preguntó Blanca, sacándome de mis pensamientos.

—Quiero bañarme, arreglarme. Antes de que los doctores hagan su ronda —respondí.

Justo había terminado cuando entraron el especialista, varios doctores y los estudiantes.

—Esta habitación huele muy rico —decía con entusiasmo, una de las doctoras.

Yo, estaba de acuerdo con ella, era el aroma de mi perfume favorito.

—Mi querida María Consuelo, ¿cómo se siente hoy? —me preguntó, el especialista sonriendo.

Bien —contesté, mirándolo esperanzada—. Quería oír que ya no tenía nada en mi cuerpo, que no tenía necesidad de nada más y que podía seguir mi vida tranquila.

—Te queremos comentar que la situación está peor de lo pensamos —empezó diciendo con voz grave, me miraba con amabilidad, tratando de ser lo menos agresivo posible—. Tus tumores iban hacia adentro; en la mama derecha únicamente pudimos dejar 3 de tejido supuestamente sano; ahí vamos a tener que hacer radioterapia.

«Tuvimos que remover todo el musculo pectoral, hicimos vaciamiento ganglionar en ambas partes, 24 en el lado izquierdo, 26 en el derecho; donde encontramos infectados 5; se enviaron las muestras de tejido a patología. La verdad no esperamos nada bueno. Pero…con los resultados de patología y mucha fe, podremos empezar con el tratamiento de quimioterapia adecuado, si tú decides hacerlo».

—Doctor... ¿usted me quiere decir, que voy a morir de esta enfermedad? —pregunté, con voz de angustia.

—Lamentablemente hay una gran posibilidad; de acuerdo con nuestra experiencia; realmente lo siento —dijo, poniendo su mano cálida en la mía.

"Otro diagnóstico en la cama", pensé.

—Doctor, y según su experiencia, ¿cuánto me queda de vida? —pregunté con apenas un hilo de voz.

—La verdad no sabemos, prepárate para cualquier cosa, lo único que nos queda es la fe. Me sonrió y se fue.

Respetando mi tristeza todo el grupo médico salió en silencio. Cerré los ojos y respiré.

No sé cuánto tiempo pasó, llegaron todos al tiempo, mis hermanos, mi hija, mis amigos; entraban con cara de acontecimiento, se notaba que habían llorado, entraban de a dos. Los que estaban peleados se habían reconciliado y me lo hacían saber.

"La certeza de la muerte cercana, hace que la vida se vea desde otra perspectiva", pensé mientras veía los esfuerzos que hacían, para que yo estuviera tranquila y feliz.

Ellos tan pronto llegaron al hospital hablaron con los médicos, para tener la certeza de lo que ya sabían, su hermana, mamá y amiga se moría...

Mucho tiempo después me enteré que había pasado la noche anterior.

—¿Familiares de María Consuelo Vargas? —preguntó, una enfermera.

Se acercaron y les dijeron:

—Ya terminó la operación, la paciente se encuentra en recuperación —dijo la enfermera.

Todos se abrazaron con alegría. Había pasado lo peor, supuestamente yo estaba bien.

Se fueron dejando a Naty con la enfermera, que habíamos contratado para que me atendiera en las noches. Se llamaba Blanca y había llegado media hora antes. Mi hija no se había querido ir con ellos, quería saludarme, desearme buenas noches, dejarme en mi cama con la enfermera y ahí sí, después irse.

Estaba ansiosa esperando mi salida en la puerta se salas de cirugía, en ese momento salió un médico y le preguntó:

—Eres la hija de María Consuelo, ¿cierto?

—Sí. ¿Por qué?

—Necesitamos que consigas este medicamento urgentemente, si no se la aplicamos ahora, se nos puede ir. Tu mamá casi se nos queda en la mesa de cirugía, además no esperamos nada bueno del estudio de la biopsia, realmente estaban muy mal esos tumores. Lo siento —dijo el doctor.

Mi hija quedo aturdida por la noticia y se escondió detrás de una columna para que no la vieran llorar. "¿Ahora con que plata voy a comprar esto? solo tengo lo del taxi", pensó. En ese momento llamó mi hermano, sacándola de sus pensamientos.

—¿Naty? ¿Ya acabó la operación? ¿Cómo está Consuelo? —ella no paraba de llorar.

Mi hermano no entendía que le estaba diciendo:

—Cálmate, y cuéntame despacio, qué paso.

—Mi mamá se va a morir, dijeron los médicos, que estaban horribles los tumores, que el resultado de la patología no va a ser nada agradable. Además, casi se queda en la cirugía. Y tengo que conseguirle un medicamento urgente —decía llorando todavía.

—¿Con quién estás?

—Sola, ya se fueron.

—Bueno, tranquilízate, consíguele el medicamento a tu mamá y ahora te vuelvo a llamar, adiós.

Caminaba a toda prisa, los pasillos estaban solos. Eran las 8pm, miraba por las ventanas a lo lejos, a ella le parecía que esa noche especialmente, era muy oscura. Finalmente llegó a la farmacia. Preguntó por el medicamentó, alargando la receta del doctor, al tiempo que decía no tener dinero. La señorita la miró y le dijo:

—Tranquila, yo se lo obsequio. Ojalá se mejore su mamá.

Finalmente, en la habitación. Cuando nos avisaron que el taxi estaba listo, Naty se despidió, no sin antes hacerle las respectivas recomendaciones a Blanca. Yo le deseé muy buenas noches y erradamente pensé que estaba nerviosa por salir sola del hospital a esa hora.

Mi hermana y sobrinas iban muy contentas llegando a casa, cuando llamó mi hermano.

—¿Aló?

—Hola Genny, ¿cómo están? ¿Dónde estás?

—Ya llegando a la casa, voy a dejar a Mile y me voy para la mía ¿por qué?

—¿Cómo está Consuelo?

—Muy bien, terminó la operación y nos vinimos, allá se quedó Naty con la enfermera.

—Pues Consuelo no está bien, se va a morir y Naty está muy triste, entonces...

—¡¿Qué?! ¡No puede ser!

—Si puede ser, ahí les cuento.

—Llama más tardecito a Naty y pregúntale.

Era mi segunda noche en el hospital, todo el día había estado acompañada, mis amigos y familiares estaban pendientes de mí, yo solo quería saber si la muerte sería muy dolorosa, eso me asustaba más que la misma muerte.

Era muy tarde ya o muy temprano en la mañana, el caso es que no podía dormir. Repasaba por enésima vez en mi memoria las ocurrencias, aptitudes y defectos de todos y cada uno de mis hijos. Me dolía dejarlos, sabía que había sido una mamá ausente por mi afán de triunfar en mi trabajo, y muy a mi pesar ese día le di la razón a mi padre cuando me decía: "hija la ingeniería es una profesión para hombres", es cierto cuando uno se vuelve mamá, el tiempo que les dedicas a tus hijos es muy importante —entendí que no era cuestión de inteligencia, era cuestión de tiempos.

Carlos Andrés, mi hijo mayor, inteligente, amoroso, carismático, generoso, amable, protector, caballeroso, demasiado emotivo, y un poco loco; siempre ha sido el que más me preocupa, su manera de ser es igual a la de su padre. En ese momento vivía en Estados Unidos junto a él.

Natalia, mi única hija mujer, excelente persona, brillante, pero demasiado parecida a mí, "orgullosa y prepotente", linda, perfeccionista, creativa, siempre pensaba que ella en cualquier situación saldría airosa, me da tristeza por ser mujer, pero su futuro siempre será bueno. Nunca tuvimos que preocuparnos, siempre hacia lo que le correspondía y a veces más. Ella era la única de mis hijos que vivía en Bogotá conmigo.

Mis dos hijos menores, de mi segundo matrimonio, y radicados en Estados Unidos: Mauricito, muy parecido a su padre, pragmático, estudioso, disciplinado, supremamente responsable, que pedía al niño Dios, libros, microscopios, enciclopedias, etc. Mi hija decía: "mami que oso tener un hermanito tan nerd, ¿por qué no pide juguetes como cualquier otro niño?". No le gustaba que lo besaran y abrazaran mucho. Cuestionaba y analizaba todo. Siempre estuve y sigo estando, muy orgullosa de él.

Santiago, mi hijo menor, el más empático, cariñoso, amable. Una manera de ser muy parecida a la de mi mamá, suma a todas las personas que conoce. Todo el mundo lo quiere, es una persona muy especial y el único de mis hijos hombres que supo de mi enfermedad. Muy feliz, se gozaba todas las situaciones de la vida.

Se me arrugaba el corazón por dejarlos tan pronto, miré al cielo y le dije a Dios: tú sabrás que vas a hacer con nosotros, me los diste… y te pasaste porque además son cuatro. ¿Entonces? ¿Qué hacemos? No supe a qué horas me dormí, lo que sí recuerdo es que peleaba con Dios.

PARTE II

CON LA MUERTE A MI LADO

"Tengo algunas cosas que terminar antes de irme...antes de irme
Salve un ciervo del cazador,
pero, todavía está inconsciente
Antes de irme elegí la naranja de la rama,
pero aún no se ha pelado
Me hice amiga de todas las estrellas,
pero no fueron contadas todavía
Saque el agua del pozo,
pero aún no ha sido servida en las copas
Las rosas se han puesto en la bandeja,
pero aún no han florecido
No estén llenos de nostalgia,
tengo cosas que terminar antes de irme, antes de irme..."

Poema turco

4. UN PROCESO ANGUSTIANTE

Necrosada

Habían pasado 4 días desde que me dijeron que lo único que debía esperar era la confirmación del día de mi muerte; finalmente me dieron de alta. Me sentía angustiada. ¿Cuánto tiempo me quedaría de vida? Mauricio me había dicho que no hiciera conjeturas todavía, había que esperar los resultados de patología. Lo que se hiciera antes era pura especulación. Yo confiaba en él.

Llegue a casa y no me parecía tan acogedora como antes, es más, se me antojaba que era fea y fría. Cuando trataba de pensar en el futuro, no llegaba ninguna imagen a mi cerebro. Me senté en mi cama, miré a mi alrededor, abrí mi closet, ropa carísima de marcas reconocidas… "¿Y ahora quién se las va a poner?", pensé… zapatos, botas, bolsos.

—Señora Consuelo, buenos días —me sobresalté y me volteé hacia la puerta.

—Buenos días —contesté al enfermero que acababa de llegar. Todos los días tenía que medir el líquido de los emobacks, lavarlos, volvérmelos a poner, tomarme la temperatura, la tensión arterial y consignarlo en una hoja. Ese listado yo lo tendría que llevar cuando fuera a la consulta; ese mismo día me harían la curación.

Llegamos al hospital. Me quitaron las gasas y nos dimos cuenta...la piel del lado derecho había cambiado de color; se volvió totalmente negra y se cayó; se veía la carne viva, unos huecos hacia adentro y olía maluco, a carne podrida literalmente. Era una visión bastante angustiante.

—¿Y ahora? ¿me estoy pudriendo jefecita? —le pregunté muy angustiada a la enfermera.

—¡No! Solo se necrosó, es decir, se murió.

—¿Es común que esto pase?

—No, no es frecuente.

—Entonces, ¿qué tengo que hacer? ¿Me va a volver a salir piel? ¿Esos huecos, que son?

—Primero limpiaremos esto, y después voy a llamar al doctor.

—¿Esto es grave?

—Pregúntele todo eso al doctor, él nos puede decir con certeza que es.

Me empezó a hacer la curación y sorprendentemente no dolía, pero sí olía muy fuerte. Lavó, quitó lo muerto y dejó la carne viva. Mi sobrina dijo:

—Ahora sí le tocó rezar. Salve su alma porque su cuerpito...

—¿Cómo que ya no? Si estoy a medio uso, y he tenido el privilegio de conocerme por dentro —dije, mostrando la herida—. Empezamos a reírnos.

—Buenos días, veamos que te pasó... —dijo el médico entrando presuroso al consultorio—. En ese momento se me salieron las lágrimas.

—¿Me voy a morir pudriéndome, doctor?

—No, simplemente esta pielecita se puso desobediente. En los bajos de la Clínica de Marly, hay un almacén de implementos médicos. En ese lugar vas a comprar este medicamento, son láminas recubiertas de colágeno que ayudan a regenerar la piel. Cortas el pedazo y te las colocas de esta manera —luego cubrió con gasas y micropore.

—¿A los cuantos días me vuelve a salir?

—No estoy seguro, eso sí, depende de cuan juiciosa seas con esto.

—¿Y el olor?

—Ese va pasando a medida que hagan efecto los antibióticos y vaya sanando la herida. Tienes que venir cada tercer día para ver cómo va evolucionando, y retirar algo de tejido adicional que se haya muerto en ese lapso de tiempo.

—O sea, ¿me voy a seguir pudriendo? ¿A esto se referían cuando decían que estaban muy feos mis tumores, y que no esperara nada bueno de la patología?

—No, tranquila, el stress no nos va ayudar al proceso. Esto es diferente, la piel se murió, no cicatrizó. Tenemos que tener piel para poder empezar el tratamiento con las quimios. Nos vemos en tres días —salió dándome una palmadita en la espalda.

El trayecto de regreso a casa, lo hicimos en silencio. No tenía ganas de hablar en ese momento. Se había refundido mi alegría y no me interesaba encontrarla. Parecía que estaba perdiendo mi fe.

—Vayamos este domingo al barrio 20 de julio donde el Divino Niño y hacemos la novena. Allá venden unos paquetes de mercado para los pobres, podemos hacer eso también. ¿Qué te parece? —decía Maly tratando de trasmitirme entusiasmo.

—Me parece —contesté, aquello sonó a aventura, tal vez eso era lo que necesitaba en ese momento. El 20 de julio es un barrio muy popular de Bogotá, su tradición son las misas milagrosas del Divino Niño, jamás había estado ahí, me intrigaba cómo sería.

Bogotá tiene muchos matices, acabábamos de llegar a uno de los barrios más pintorescos. Nos fuimos en bus, nos dejó a cuatro cuadras de la plaza principal del 20 de julio. Subimos a pie por calles cerradas peatonales, en medio de toldos que se situaban a lado y lado de la calle, donde vendían de todo: ropa, ollas, dulces, perfumes, zapatos, estampas, novenas, adornos para la casa, cobijas, escapularios, te quitaban el mal de ojo, te traían al ser amado a los 3 días, te hacían amarres, te leían las cartas, el chocolate, el café y hasta el pensamiento.

Me parecía un gran contraste, la más grande iglesia milagrosa del Divino Niño y tres cuadras antes, los más grandes hechiceros haciendo competencia, o sea, si uno no hace el milagro… lo hace el otro. Este era mi país del Sagrado Corazón, lleno de culturas diversas.

Estábamos vestidas con ropa vieja, tenis, sin joyas, con el pelo recogido en una cola de caballo, sin maquillaje y nos habían advertido de llevar una chaqueta de invierno para el frio, pues en la iglesia hacía demasiado. Sin bolso, teníamos un canguro donde llevábamos el dinero, las llaves, el celular, apenas lo necesario. Ya habíamos aprendido con la experiencia del Saint Joseph.

Después de subir estas cuadras encontramos una gran plaza, había muchas señoras vendiendo agua de yerbas y frutas, las ollas eran muy grandes, el aroma que llegaba despertaba mis sentidos, era absolutamente delicioso; se me antojo tomarme un vaso de agua de yerbas y curiosamente no sentí asco. Total… ¿Que más me podría pasar?

—Te invito a degustar, el "agua típica del 20" —dije riéndome.

—¿Qué? ¿No tienes miedo de que se te prenda algo? —me miraba Maly, con ojos de incrédula— ¿Y si se destiñe la princesa? —siguió diciendo con absoluto sarcasmo.

"Hummm, el humor negro de los Vargas", pensé dándole la razón. Reconocí que yo era absolutamente prepotente, ególatra y orgullosa, pero, en ese momento me sentía cómoda, no sé por qué.

—¿Qué más se me puede prender? ¿Acaso mi cáncer no es suficiente?, hay que morirse contenta.

Estaba llegando mucha gente, había misa cada hora, me parecía otra ciudad, la iglesia muy grande, había vendedores de novenas, agua, escapularios, etc. Al lado de la iglesia estaba un gran local dónde vendían los mercados, estaban en unos paquetes y no se podían sacar de allí. Ellos se encargaban de distribuirlos después.

Compramos dos novenas, dos botellas de agua y entramos a la misa, cuatro naves repletas de gente. Hacía frio y la misa… "Igual que todas" —le dije a mi sobrina en voz baja.

Bendijeron el agua, nos rociaron con agua bendita, el padre y sus ayudantes, y salimos no sin antes rezar el primer día de novena; en un anexo que tiene la iglesia para eso.

—¿Qué pediste? ¿Qué te curaras del cáncer?

—No, solo que no me doliera.

—Pero, puedes pedir cualquier cosa. Has una lista: la piel, el cáncer, tus hijos…

—Tú sabes que no soy de muchos rezos, ¿si Él quiere llevarme ya; piensas realmente que por rezar nueve días las cosas van a cambiar?

—Hay que ponerle fe.

—Hum, ¿será?

Llegamos a casa. Volvimos al lugar dos veces más. En la novena empecé a decir, "acuérdate que me debes piel, ¿me la pondrás?"

La piel empezó a formarse lentamente, el médico estaba contento y yo más. Después empecé el tratamiento con las quimios y no pude volver al 20, pues tenía prohibido estar en sitios públicos donde hubiese aglomeraciones de gente, mis defensas eran muy bajas. Tampoco tenía muchos deseos de repetirlo.

Quimioterapia

Llegamos al edificio 5 personas en total. Un grupo interdisciplinario apoyándome: mi hermana la encargada de la cobija térmica; mi hija llevaba unos cojines para los brazos; mi sobrina la grabadora con el cassette que había grabado con mi voz, y música relajante, para poder recibir mejor el medicamento, el enfermero encargado de la alimentación, jugo, fruta, lo que quisiera, una butaquita para poner los pies en alto por si me cansaba; también estaba a cargo de buscar parqueadero del carro, y de salir a comprar algo si hacía falta. Yo llevaba un bolso grande con bufanda, pantuflas, saquito, crema…parecía que me estaba mudando a ese lugar.

En días anteriores, me habían puesto un catéter en el lado izquierdo sobre la aorta, debajo de la clavícula, me había acompañado el enfermero, con la dedicación de siempre haciendo todo lo posible para que estuviera cómoda y me sintiera bien; Todavía dolía un poco e incomodaba. Por esta vía me aplicarían las sesiones de quimio con el objetivo de no dañar las venas de los brazos (total que importa si las dañan si no sabían si era el tratamiento adecuado, si la enfermedad iba a retroceder o por el contrario se iba a agudizar). No tenía ni idea como era el medicamento, tampoco averigüe mucho, no quería saber.

El doctor miraba los reportes de las patologías, los tumores no eran grado III, sino grado IV. Después de la quimio se vería como iba el proceso de la enfermedad, pues en el lado derecho ya había roto la cápsula y tenía tentáculos, fue lo que entendí. Por esta razón, los ganglios de ese lado estaban infectados (5). El cáncer viaja por el sistema linfático, dijeron los médicos, así se produce la metástasis.

—Atacaremos con todo, aún no estamos seguros de haber removido todo el tejido infectado de tu cuerpo, pero parece que los huesos de tus costillas no están comprometidos, con este cóctel de medicamentos se te va a caer el pelo, la menopausia va a llegar tempranamente, te vas a llenar de canas y te va a parecer que ves menos. No podemos decirte que va a funcionar. Después de las quimios necesitaremos por lo menos unas 45 sesiones de radioterapia. También debes conseguir estos medicamentos para combatir las náuseas y el vómito. La decisión es tuya.

—¡Bueno, doctor! No tengo nada que perder, como decía mi mamá, "lo máximo que te pueden decir es no y quedas igual que como estabas, pero, y ¿si funciona? ¡NADA QUE PERDER!"

—¡Listo! —dijo una enfermera terminando con el papeleo, seguimos a la sala de aplicación de la quimio. Había 6 sillas reclinomatic, en donde estaban sentados pacientes recibiendo medicamento. El suero estaba conectado a unas máquinas que los regulaban y producían ciertos ruidos que a mí me parecieron estresantes.

Unos dormían, otros tenían cara de amargura y miraban al vacío, una señora me sonrió diciéndome:

—Tranquila no duele.

Los sillones eran azules, me gustaba el color. La jefe, una enfermera llamada Zarina, era cálida, hermosa por fuera y por dentro, excelente persona, me parecía que la conocía de toda la vida. Otro de mis ángeles.

Me senté, en la silla vacía.

—Si quieres recuéstate. Primero vamos a ponerte el contenido de una bolsa de solución salina para hidratar las venas. Luego aplicamos el medicamento, muy lentamente, si lo pasamos rápido, podemos dañar las venas. (Era un líquido color rojo al que llamé

"Frutiño"). Tenía que estar protegido, no le podía dar el sol, se debía tener extremo cuidado para que no le cayera encima a mi brazo porque me podía quemar. Y terminamos con otra bolsa de solución salina para lavar las venas.

Me conectaron al primer líquido.

—Este procedimiento dura más o menos media hora. Ustedes pueden esperar afuera, acompañarla aquí, como quieran —les decía la jefecita, mientras ajustaba el medicamento.

Ellos salieron a comer algo, al poco tiempo me trajeron un cafecito; galletas y café a la jefe. Todos preguntaban cómo me sentía, si estaba cómoda, si tenía sueño, malestar, etc.

Cuando volvieron a dejarme sola, le pregunté a la señora sonriente, ¿por qué estaba allí? Me contó su historia, tenía cáncer en el hueso en un brazo, le hacían quimio todos los días de lunes a viernes. Vivía con su esposo y sus dos niños de 7 y 5 años, él trabajaba en un taller, era mecánico. Ella se levantaba a las 4 de la mañana hacía el desayuno para todos, dejaba el almuerzo hecho, empacaba el suyo, salía a coger el Transmilenio, desde el último barrio al sur, hasta aquí. ¡Sola, sin nadie que la acompañara o que le preguntara que quería o que sentía! ¡Llegaba a su casa por la tarde, a lavar ropa y hacer de comer!

Mentalmente exclamé: ¡Dios mío!, gracias por todo lo que me has dado. ¿Cómo puede alguien pasar por todo eso y sonreír? ¡Qué gran lección de fortaleza me estaba dando esa señora! Además muy joven, tenía 28 años.

Llegó el momento del medicamento.

—Vas a estar tranquila, si sientes alguna molestia, aunque no creo, me avisas. Lo mejor es que trates de dormir. Esto dura más o menos tres horas —dijo la jefecita.

Todo mi equipo miraba con curiosidad la bolsa de solución salina donde estaba diluido el medicamento. Estaba dentro de un estuche, color gris, para protegerlo. Era la quimioterapia más fuerte de ese entonces; a mi cáncer había que atacarlo con todo; producía náuseas y vómito extremo algunas veces.

Yo había grabado en un cassette una meditación dando las gracias al medicamento, recibiéndolo con amor y hablándole a mis células para que las que estaban desobedientes lo recibieran y las sanas dejaran pasar el medicamento sin tomarlo para ellas. Había encontrado una música muy bonita y relajante, prendí la grabadora, me puse los audífonos y me dispuse a tranquilizarme.

Llegamos a la casa a las 4 de la tarde, no sentía nada. Totalmente inapetente. Dormí una hora. Al despertarme sentí un gran deseo de tomarme una taza de caldo, cuando la empleada me lo trajo el olor me dio nauseas; pedí una taza de té, con el mismo resultado. Ese día me acosté sin comer nada.

El segundo día era de desasosiego, sentía angustia y no sabía por qué, no podía comer nada. Mi sentido del olfato se desarrolló terriblemente. Todos los olores me producían malestar, recordaba mis embarazos; pero esto parecía uno de 12 niños a la vez.

—Adall, me siento terrible, ¿podrías venir a pasarme Reiki? Además de mi energía vital bajita, siento angustia —le decía por teléfono.

—Claro que sí. ¿Qué te gusta más, el agua, el vinagre o el whisky?

—Obviamente el whisky.

—Ok, en una hora estoy en tu casa.

Llegó con frasquito color ámbar.

—Estas gotas son esencias de flores de Bach, se llaman Rescate, son las que necesitas tomar ahora, abre la boca te voy a poner 6 gotas bajo tu lengua. Lo vas a hacer cada 4 horas, además te las mande hacer en whisky.

Al tercer día se me complicaba la vida, desde la mañana aparecían los síntomas desagradables; ya sabía que mi recinto era el baño, de la mañana a la noche; llevaba un cojín y una pequeña manta (Bogotá es una ciudad fría). Me abrazaba a la taza del baño y vomitaba casi todo el día, en los pequeños intervalos, cuando me lavaba la boca, mirándome al espejo pensaba… "Como estoy de inmunda, color amarillo de cáncer, sin pelo, sin cejas, sin pestañas, sin pochecas, menos mal que sí me había salido piel". Otra vez sentía náuseas y volvía a empezar. Terminaba exhausta.

Esperaba con alegría que pasaran los 12 días para visitar el consultorio del bioenergético. Me nivelaban el organismo con unos sueros, que contenían casi toda la tabla periódica, los minerales, aminoácidos, etc. que la quimio me había quitado. Me hacían terapia neural, moxas y me daban unas gotas, para la ansiedad. Además, teníamos unas sesiones maravillosas con el doctor Hugo, analizando lo que iba escribiendo en mi cuaderno, estaba aprendiendo mucho a redirigir mis actuaciones con respecto a procesos duros de aceptación, más, que de perdón.

—Me estas volviendo llorona —le reclamaba yo.

El riéndose me decía:

—Tu ego se está debilitando, es eso no más.

Llegaba a casa renovada. Él me enseñó el servicio incondicional, lo llamé al otro día de la mastectomía a la 1 de la mañana y muy amablemente me atendió y tranquilizó por teléfono.

—Dile a tu hija que mañana pase y recoja unas gotas que te voy a dar.

—Gracias doctor, ¿cuánto cuestan?

—Nada. Te tomas 10 gotas cada 4 horas.

¿Qué clase de médico era ese que me atendía a la una de la mañana y además con ese amor tan grande? No cabe duda que era otro de mis ángeles.

La tercera quimio fue la peor y la que más recuerdo. En mi tercer día, mirándome al espejo pensé: "Ya no tengo más fuerzas, todavía me faltan tres, ¿qué voy a hacer?". Esa noche me despertó un gran dolor, sentía como si me estuvieran perforando los ovarios con un destornillador; quemaba; me levanté, pero, no podía caminar estaba encogida por el dolor, doblada sobre mi estómago. Entonces tomé las gotas del bioenergético, las de flores de Back, hice meditación, me hice auto Reiki, hasta que el dolor se fue calmando.

Al otro día me fui donde el doctor Castro. Me explicaron que ese día empezaba mi menopausia, la quimio había atacado y dañado mi sistema reproductivo. "Poco a poco he ido perdiendo mi feminidad", pensé con tristeza. Más tarde entendería que: Femenino en el Universo, no era cuestión de pochecas o tener la regla. Era mucho más profundo, tenía además mucho que ver con el mundo espiritual.

Me habían hecho la cuarta sesión de quimio. Natalia se graduaba de arquitecta, sus compañeros ya nos habían conocido, a Raúl su papá y a mí, cuando presentaron la tesis. Todavía llamábamos mucho la atención como pareja, éramos dos especímenes hermosos de la naturaleza.

Éramos demasiado jóvenes cuando nos casamos, teníamos una relación inarmónica y decidimos separarnos a los 5 años de casados.

Nuestra espectacular hija culminaba sus estudios universitarios a regañadientes. Su sueño era ser la top del modelaje.

Habíamos escogido un muy buen restaurante en la zona G de Bogotá, para celebrar el acontecimiento en el almuerzo, yo tenía mucha hambre y frío, toda la mañana en la Universidad me había agotado. Cuando el mesero sugirió un vino caliente, mi mente lo asoció con caldito para el frío. "Delicioso" —dije. Ordené unos raviolis de espinaca con ricota, acompañados con salsa de tres quesos, estaban absolutamente deliciosos. Todos los platos eran exquisitos, brindábamos por la nueva profesional. Sentí un leve malestar.

—Voy al baño, ya vengo —le comenté en voz baja a mi hermana Genny, que estaba con nosotros. Subí, el restaurante estaba en una casa antigua grande y muy bonita. Por eso el baño era enorme, decoración perfecta. "De todo mi gustó", pensé.

Realmente me sentía morir. Estaba sudando frío, el olor no era muy agradable, calculaba cuanto espacio había para llegar a la puerta; presentía que no alcanzaba a llegar, me estaba desmayando. De pronto me dije: "¡No! ¡No puedes desmayarte! Acuérdate que tienes metidas unas medias entre el brassier, para simular las pochecas; una es rosada y la otra azul; esta mañana por la premura, no te importó que fueran de diferente color. Además, lo primero que va a salir volando va a ser 'Catalina', la peluca. Tienes que ser fuerte... camina... Con los tacones puestos, un paso al frente, que se rocen las rodillas".

No recuerdo como llegué a la puerta, mi hermana estaba angustiada —había subido a ver que me pasaba, pues llevaba mucho tiempo en el baño— salí lívida, sudando frío. Cuando bajamos, Santi mi hijo menor miraba con cara de terror, me abrazó, yo me apoyé en él para poder caminar. La gente del restaurante nos colaboró trayendo el carro hasta la puerta, todo el mundo a mí alrededor estaba angustiado, y nos ofrecía su colaboración. Yo sentía literalmente que me estaba muriendo.

Cuando llegamos a casa boté la peluca, me recosté y dormí. Después de un tiempo, Santi entró tímidamente a mi cuarto.

—Ven mi amor, ya me siento mejor —le dije extendiendo mis brazos hacia él.

—¡Sí, mami! Ya sé.

—¿Por qué?

—Porque antes estabas como Michael Jackson, ahora estás bien —mientras decía eso, se hundía las mejillas y estiraba su cara.

Todos nos reímos muchísimo de la ocurrencia.

Aquel día aprendí el poder que tiene la mente: "Cuando realmente se quiere algo, se puede hacer".

Mis amigas y sus horarios

Estaba en casa, hablamos de todo y de todos con mis amigas.

—Bueno, ¿y ahora quién te va a cuidar? —decía Margarita—. Ya lo hablamos. Como no podemos llevarte a vivir con nosotras, pues, decidimos vivir contigo —y soltaron la carcajada.

—Perfecto —contesté.

Sacaron una lista, diciendo:

—Aquí tenemos un mes, y nos hemos dividido las tareas, nos encargaremos de todo.

Yo estaba sola, mis hermanas enfermas, mi esposo lejos, mis hijos fuera de Colombia, Naty en Cartagena trabajando.

—Te estamos adoptando —dijeron todas en coro

—Hasta mi mamá y Leo quisieron venir a cuidarte —decía Margarita entregándome el listado.

Leonor era la primera suegra de Margarita, vivía en Chía y nos quería mucho, que señora tan especial, alegre, cómplice. En ese momento, me sentía reconciliada con la vida, mis amigas habían superado todas mis expectativas.

Nunca dejaron que me sintiera sola, tenerlas cerca era una fiesta, cada una era más alegre que la otra. Su misión era subirme el ánimo, hacerme sentir estupenda, se burlaban de mis tristezas hasta que me hacían ver que estaba sufriendo por nada.

Hacían yoga conmigo, meditaban, no podíamos salir, pues siempre tenía las defensas muy bajitas. Esta fue una parte muy importante de mi recuperación. Siempre las llevaré en mi corazón.

La palabra amistad viene de la raíz latina *amare*, amar. Los buenos amigos son aquellos que hacen que una persona jamás se sienta sola. Cuando las pequeñas brasas se juntan, crean grandes llamas; hay un gran poder en la Unidad; por esta razón los amigos nos abrazamos y apoyamos.

Los verdaderos amigos nos quieren incondicionalmente; a veces son nuestros más severos críticos; pero lo hacen desde el amor y así lo entendemos, jamás nos van a rechazar por nuestros errores, falencias o debilidades. Finalmente, son nuestros espejos.

Yo tuve la fortuna de tener a las mejores, de las mejores. Recordemos que somos parte de una manada y nos cuidamos unas a otras. En lo femenino, las mujeres somos una con la madre divina, una con su útero cósmico, con sus elementos, con sus ritmos cíclicos, con su magia y sus insondables misterios de manifestación.

"La mujer tiene el don de ejercitarse en la actitud, de reconocerse en la salud innata, de la esencia y fuente de vida que es. Las cualidades del femenino Sagrado son fundamentales en estos momentos de transición evolutivos. La mujer es la reeducadora humana de este siglo," aprendía de Swami Shankarananda.

Sentía una plenitud muy grande en mi corazón, alguna vez oí a alguien decir que: "la alegría es la percepción interior de que algo se está expandiendo". Eso sentía yo con las personas que estuvieron a mi lado en ese proceso.

Parte de mi sanación fue la seguridad de contar con seres tan especiales, capaces de compartir su tiempo conmigo, sin esperar otra cosa que mis rabietas y caprichos, cuando me sentía mal y en mi orgullo no quería admitirlo.

5. LIMITADA

Radioterapia: Aquí, aquí

Tenía en mi mano las órdenes para 45 radioterapias, me las harían en la clínica Santa Fe; era un rayo láser, según mis averiguaciones; estaba tranquila. El láser, se estaba utilizando para todo lo cosmético: Quitar los vellos fastidiosos, arrugas, manchas… "¿Y si esto me rejuvenecía? ¡Sería grandioso! y sin pagar nada". Pronto me daría cuenta que tan equivocada estaba.

Estábamos curiosamente ansiosas, y hacíamos chistes mientras llegábamos al lugar. Estoy casi segura que ustedes ya saben quién estaba a mi lado… Margarita, quien se había convertido en mi ángel permanente. Quedamos impactadas cuando entramos a la sala de espera de la radio.

Estaba lleno de niños, adultos mayores, jóvenes… El que más me llamó la atención fue un joven de solo 30 años, con muchas ganas de vivir. Tenía un tumor cerebral inoperable. Su hermana nos dijo que ya no había nada que hacer, pero, que él no lo sabía.

Yo, había entrado al área privada, donde solo están los pacientes.

—Somos afortunados, sabemos que tenemos que arreglar las cosas. Nos avisaron los ángeles, para que la muerte no nos coja desprevenidos —me dijo el joven del tumor, mientras me sonreía.

"Y la hermana convencida que no sabe. Lo que ella ignora, es que la muerte nos ayuda a reconectarnos: con nosotros, con lo otro y con los otros, se vuelve nuestra amiga", pensé reflexionando una vez más.

Sin nada metálico, vestida con una bata azul, me condujeron a una habitación donde estaba un monitor de televisión.

—Cuando estés adentro desde aquí te estaremos observando; el rayo dura muy poco; necesitamos que cuando estés en la posición ideal no te muevas para nada. Vas a estar sola; las paredes y la puerta están recubiertas de plomo; vamos a necesitar tres descargas, cada una desde un ángulo diferente —dijo el radiólogo.

—No tengas miedo —me explicó una enfermera, mientras me mostraba los lugares en mi cuerpo, donde alguna vez estuvo mi mama derecha.

Entramos a la gran sala donde había máquinas muy grandes y especiales. Debajo de cada una, se situaba una camilla. Me acomodaron en una especial para lo que yo requería; recostada sobre mi lado izquierdo. La luz estaba encendida; cuando estaba en la posición correcta y la máquina también; apagaban la luz para verificar o rectificar.

—Listo —dijeron. Prendieron la luz y salieron cerrando la puerta.

Estaba sola. "¿Y si la puerta se trancaba por alguna razón y no volvía a abrir? ¿Qué tal que esta máquina se caiga encima de mí y me apachurre? ¿Cuánto se demorarán en abrir algo reforzado con plomo? Cuando entren ya estaré despedazada". Se me aceleró el corazón y entré en pánico. Peor inmediatamente recordé las enseñanzas de la meditación, cerré mis ojos, respiré, me tranquilicé y confié. Tomé el control de la loca de la casa (la mente). Dirigí y cambié mis pensamientos a "pensamientos de amor".

—Listo, vamos con el segundo —dijo el doctor.

No los oí entrar.

—Ahora necesitamos que te voltees hacia la derecha.

"Más incómoda esta posición que la anterior", pensé. Acomodaron la máquina y salieron. De nuevo cerré mis ojos.

—Lo has hecho muy bien, el último es boca arriba —me dijeron, mientras acomodaban de nuevo la máquina.

—Hemos terminado, entonces mañana a la misma hora. Vístete y que tengas buen día.

—Gracias —me sentía agotada.

—¿Cómo te sientes? —me preguntó Margarita.

—Es como si hubiera subido una montaña rápido, sin descansar. Estoy muy desalentada, hambre sí tengo. ¿Tomamos algo? —pregunté.

—¿Te acuerdas del salón de onces en Usaquén?

—¿El de cosas naturales y para diabéticos? Algo recordaba.

—Sí, ese. ¿Vamos ahí?

—Me parece delicioso —le respondí.

Era un sitio pequeño, muy acogedor. Había una gran variedad de tés, se podían acompañar de varias cosas: tortas, galletas, muffins... La torta de zanahoria era mi preferida. Este sería mi sitio para tomar las medias nueves, todas las mañanas durante los tres meses siguientes.

Llegaba a casa apenas para el almuerzo, dormía toda la tarde. Me levantaba cansada a pesar del descanso, comía algo suave y volvía a dormir para empezar el nuevo día con la misma rutina. No me apetecía leer, ni ver televisión o hacer cualquier otra actividad.

En ese proceso duré tres meses, cada día me sentía más agotada. Adall iba a la casa cada vez que lo llamaba.

—Ven y me pasas Reiki por favor. Tengo mi energía muy bajita.

Un domingo estábamos montando bicicleta con mi grupo de amigos deportistas; uno de ellos tenía un hijito de unos 10 años; y salía feliz con nosotros. Ese día me sentía agotada, procuraba montar lo más rápido posible, al fin me llené de valor y pregunté:

—¿Voy muy despacio?

—¡Nooo! —contestaron todos al unísono, vamos bien.

Sin embargo, Pipe, así se llamaba el niño, iba hasta la esquina y volvía, muchas veces. Mientras nosotros llegábamos hasta allí. "Que niño tan activo", pensé erróneamente.

Dejamos a Pipe en su casa y Felipe me fue a acompañar a la mía, subimos un puente peatonal, llegue fatigada.

—No sé qué me está pasando hoy —le dije mientras paraba arriba del puente—. Descansemos un poquito esta subida me agotó. Gastamos como una hora en el recorrido a casa, cuando el trayecto se hacía en 20 minutos máximo.

Esa noche casi no podía respirar y tosía, para sentir alivio. Llamé al oncólogo, le conté lo que me pasaba y me recibió ese mismo día de urgencia.

—Hay dos posibilidades, se afectó tu corazón o hiciste metástasis en los pulmones. Te vas ya, a tomarte estos exámenes, aquí van como urgencia, una resonancia y un tac. Con los resultados sabremos qué pasó. Tan pronto los tengas vienes, sin cita o fila, simplemente subes.

Me tenían que inyectar un medio de contraste. Me metieron en la dona, para hacerme el examen. Mientras yo pensaba... "¡Ahora sí! Has sido la especial en todo. La persona que ha confirmado la regla. En un estudio de 590 mujeres con cáncer de mama, solo el 4% presentó el cáncer bilateral igual al mío. Y del 4%, sobrevivió el 1%. La complicación de necrosis de la piel en una mastectomía radical, ni siquiera era medible, no existían datos y el boleto me lo gané Yo. Fui la primera de mi familia con cáncer de mama y por eso no pudo ser simple sino bilateral. Ahora, ¿qué seguiría?"

—Listo, terminamos. Vístase y espere en la salita. Más o menos en una hora, se le entregarán los resultados.

"En una hora y el mismo día...Esto es grave", pensé.

Llegué a Cancercoop con los exámenes en la mano. Todavía no había encontrado la fortaleza para verlos, sin embargo, mi decisión estaba tomada. Cuando estaba en el taxi rumbo al consultorio llamé a mi esposo.

—Mauro, ¿dónde estás?

—Hola María, en el consultorio. ¿Por qué? ¿Ya tienes los resultados?

—Sí, pero no los quiero ver antes que el doctor.

—Bueno, si eso te tranquiliza...Me llamas cuando estés allá y me cuentas que te dice el doctor.

—Quería decirte que, si me hizo metástasis en los pulmones, no quiero hacerme ni quimio, ni radio, ni nada. Quiero vivir tranquila mis últimos días y morir en paz. Te quiero pedir un gran favor, cuando tenga esos dolores terribles y ya no pueda más, ven y me pones una inyección, o cualquier cosa, para que me muera como cuando duermen a los animalitos.

—¿¡Qué!? ¿Te volviste loca?

—Eso es lo que yo quiero, prométemelo.

—Primero ve al consultorio, a ver cuál es el diagnóstico.

—¿Todavía no te habitúas a que mis diagnósticos, son inesperados?

—Te noto muy fatigada. Te llamo en media hora y hablamos, ¿te parece? Cuídate, un beso y un abrazo de oso.

—Gracias.

—María Consuelo Vargas —llamaron, por el altavoz. Me levanté despacio, mis piernas no me querían responder; "¿esto será lo que sienten, los que saben que los van a condenar a muerte?" Entré, casi sin saludar; tampoco me respondía la voz; alargué el gran sobre con los resultados.

—Por como respiras estoy casi seguro que es el corazón —dijo el doctor, sonriéndome para tranquilizarme—. Efectivamente, no tienes nada en los pulmones, es el corazón. Tienes que ir a urgencias para que te hospitalicen, estas con insuficiencia cardiaca. A esto hay que correrle.

Insuficiencia cardiaca severa

> *"En mitad del invierno, finalmente aprendí que había en mí un verano Invencible".*
>
> Albert Camus

Era mi primera vez en una ambulancia, la experiencia no fue muy agradable, estaba realmente asustada. Mauricio llamaba.

—¿De qué porcentaje es tu saturación de oxígeno? —preguntaba, tratando de sonar tranquilo, pero, yo sabía que ese tono de voz era de angustia.

Estaba en urgencias del Saint Joseph, miraba a mí alrededor, médicos y enfermeras iban y venían. Algunos corriendo, otros caminaban, pero con pasos rápidos. Algunas personas gritaban, otras se quejaban. Incluso reclamaban groseramente por no ser atendidos con premura.

—Señorita —alcance a decir, cuando una enfermera cruzó con paso ligero por mi lado, yo estaba en un cubículo, con oxígeno—. ¿Saben algo de mi condición?

—El especialista está en camino —dijo.

Miré la hora: 3 am. Mauricio llamaba cada media hora más o menos para saber la evolución. "Así que era muy grave lo que me estaba pasando", concluí. Respiraba con dificultad. No podía dormir. Mi estómago parecía de mujer embarazada, sentía literalmente que me estaba muriendo.

Se iluminó el cuarto, el especialista estaba a mi lado:

—Respira, tranquila, confía, recuerda… estas en buenas manos. Mira a tu alrededor, somos muchos.

—¿Consuelo Vargas? —preguntó el cardiólogo, tocando suavemente mi brazo. Abrí los ojos, "¿habían apagado de nuevo la luz?", pensé.

En ese momento desperté. No solo físicamente, desperté a mi espiritualidad. De repente todas las señales y enseñanzas se entrelazaban entre sí. Miré a mí alrededor y vi que al lado de cada paciente había un doctor. Entonces comprendí lo que me dijeron: "Somos muchos", eran nuestros ángeles guardianes y yo los pude ver por una fracción de segundo. El especialista que me tranquilizó ya no estaba. ¿Dónde estaba ese Ser maravilloso que irradiaba luz y paz?

—¿Me está oyendo señora Vargas? —dijo impacientándose el doctor. Lo miré…

—Excúseme. ¿Me puede repetir por favor? ¿Y dónde está el otro médico? —pregunté con curiosidad, quería saber si alguien más lo había visto.

—¡Aquí no hay nadie más! —dijo mirándome con impaciencia— le decía, que tiene una insuficiencia cardiaca severa, la tenemos que dejar en la institución porque debemos controlar esta situación. El corazón es el órgano que bombea la sangre al organismo y no lo está haciendo, por esta razón su hígado ha crecido 20 centímetros. Sus pulmones se pueden llenar de agua hasta colapsar. Tenemos que sacar todo el líquido sobrante de su organismo, de lo contrario sus riñones se podrán dañar. En estos casos, es recomendable mantener el paciente anti coagulado, pues se pueden producir trombos. Desde este momento se le aplicará una inyección diurética cada 4 horas. Solo miccionará en este recipiente (era literalmente un balde), tenemos que medir los litros de orina. No la podemos subir a habitación todavía, porque no hay camas disponibles. Esperamos que todo salga bien —terminó diciendo con voz suave e inclinándose un poco hacía a mí con complicidad.

¿Acaso era una broma? "Aprendizaje", reflexioné. Otra vez sonaba el teléfono. De nuevo Mauricio. Por primera vez le contaba todo lo que me habían dicho con bastante serenidad. Repitiéndome mentalmente: "respira, tranquila, recuerda…estas en buenas manos. Somos muchos". Cuando colgué realicé una pequeña meditación. También me hice auto Reiki. Antes de terminar me quedé dormida.

Las 11 de la mañana. Llegaba a la habitación que ocuparía por 20 días. Tenía un soporte en el techo como para colgar algo, justo encima de la cama. Estaba acomodándome, cuando las oí: venían riéndose, caminaban rápido. Entraron. Margarita, María Helena, Esperancita y Luz Ángela.

—¿Qué te pasó? ¿Estás enferma del corazón? ¿Vas a necesitar un trasplante? —me preguntaban, mientras dejaban los bolsos en las sillas.

De repente vieron el soporte.

—¡¿Y eso?! —dijo una.

—¿Te dieron una habitación erótica? —preguntó Margarita.

—¡Es para amarrarse de los pies! —exclamó otra.

—¡Es para el salto del ángel! —afirmó Esperancita.

—¡Aburrida no vas a estar! —dijeron en coro.

Cada una de las cuatro quería decir algo más loco, terminamos en una sonora carcajada. Les conté lo que me había dicho el médico.

—Hoy me tomaran un electro y un ecocardiograma, para ver realmente como está mi corazón. Dependiendo de eso, sabré si estoy un poco más en esta tierra —dije riéndome, un poco nerviosa.

El nuevo día me recibió con otro diagnóstico. ¡De nuevo en una cama!

—Tu fracción de eyección del corazón bajo a un 15%, lo cual quiere decir que los conectores están rotos, la recuperación de esta lesión es nula. El corazón es un musculo, por esta razón se deduce que ya no tiene arreglo —decía el doctor, muy serio, pero mostrando compasión en su mirada.

—Tendrás que vivir; el tiempo que tu corazón te deje, anti-coagulada. Debes tener mucho cuidado. No puedes cocinar, o hacer nada que pueda generar un peligro: Cortada, raspón, golpearte con algo, porque corres el riesgo de desangrarte. Siempre deberás llevar contigo vitamina K, para ser aplicada en caso de emergencia.

Definitivamente la muerte era mi amiga, mi compañera, tendría que aprender lo que venía a enseñarme. "De ahora en adelante serás mi maestra; pero creo que no te has decidido con que enfermedad llevarme; no te gustan mucho, ¿verdad? a mí tampoco", dije mentalmente, mirando a donde creía que estaba.

"Estoy dispuesta a hacer mi trabajo interior con toda la conciencia; también estoy dispuesta a aceptar mi misión; dile eso a los seres de luz que me hablan de vez en cuando, por favor", continúe diciendo mentalmente, con una gran convicción de que esta era mi última oportunidad de comprometerme con el mundo espiritual, antes de irme a una nueva dimensión.

El doctor ponía algo frente a mí, sacándome de mi reflexión. Lo miré sobresaltada.

—Estos son los medicamentos que debes tomar para proteger, ayudar y prevenir otra insuficiencia como la que tuviste. No te daremos de alta, hasta que no hayamos cuadrado las dosis ideales para ti, con el anti-coagulante, el diurético, etc. Esperemos que no necesitemos un trasplante pronto. Las listas son grandes y, además, tenemos que conseguir uno compatible con tu organismo —mientras él me hablaba, yo, pensaba: "¡Trasplante no!".

Me voy a recuperar, ya he tomado mi decisión. En ese momento elegí **VIVIR**, eso significaba, ser responsable de mis acciones, vivir en completa coherencia con mi propósito de vida y hacer caso de las señales que me había dado durante estos dos años el Universo. Tendría que tomar en serio todo lo que me estaban enseñando, cambiaria mis emociones y aprendería a hacer alquimia de mis pensamientos. Me haría cargo de mi vida y construiría mi futuro. Si me tocaba irme…lo haría bonito y si me quedaba lo haría aún más bonito.

Habían transcurrido 10 días, ¿cuánto más estaría aquí?

Con base en sus horarios, mis amigas no me dejaron sola ni un día, Elsita, la mamá de Margarita, fue alguien muy especial en esa época de mi vida; era como mi segunda mamá; la recuerdo con mucho cariño. Llena de vida, alegre, divertida, humana, un Ser espectacular puesto por Dios en mi camino. Con una hermosa voz, divertida en sus obras de teatro, hacía obras de caridad y tenía muchas veces más vitalidad, que nosotras.

Mientras estaba hospitalizada, me tomaron un examen para saber si podían ponerme tratamiento hormonal por 5 años, para reforzar las quimios y radios. Desafortunadamente, este examen que tenía que dar positivo fue el único que dio negativo.

Parecía una broma macabra... No podía acceder al tratamiento.

O sea, me moriría de alguna forma, mi pregunta era ¿De qué? ¿Cáncer, o del corazón, desangrada o alguna otra enfermedad que me fueran descubriendo? ¿Me moriría pronto? ¿Y mis hijos? Estos días fueron angustiantes...practiqué la aceptación: "Todo lo que pasa tiene un orden Divino, y está diseñado con amor. Estoy en este tránsito vital aprendiendo lo que me corresponde para volver al Padre Amoroso Creador, llena de sabiduría, además tengo que descubrir mi misión".

Por fin, después de 20 días estaba de nuevo en casa. Levantarme y caminar hasta el baño era una odisea para mí. Me fatigaba, tenía que hacer todo muy despacio y descansar. El trayecto de la habitación a la cocina nunca se me había hecho tan largo. ¿Acaso los espacios del apartamento habían crecido mientras estuve hospitalizada?

No podía hablar más de tres palabras seguidas sin respirar como después de haber corrido una maratón. "¿Esto es lo que experimentan las personas que están con oxígeno de por vida?" me pregunté, con sensación de impotencia.

Es hora me dije: "Voy a poner en práctica lo que he aprendido, sé que voy a recuperarme, veré si escribir no me causa tanta fatiga". Tomé una hoja e hice un horario. Hora de levantarme, mañana tomaría los tiempos de ducha, vestirme y desayunar. Pero a ojo de buen cubero le ponía 2 horas. A tres cuadras y media había un parque muy bonito, caminaría hasta allí y le daría una vuelta, regresaría a casa. Pondría el cronómetro para esto. ¿Me gastaría la mañana?

Tenía que llamar a la clínica Marly, para pedir cita para mis terapias. Tendría que hacerlo Naty, yo no podía hablar. Por ahora meditaría y reconectaría con mi yo superior, la madre tierra y mi físico. Me costaba trabajo, pero debía entrenar mi mente. **¡FINALMENTE, HABÍA DECIDIDO VIVIR!**

La Marly y sus terapias

Caminaba muy despacio, el enfermero que tenía en ese momento, me llevaba en Transmilenio para ejercitar mi corazón caminando, de esta manera se podía recuperar. Me parecía bien, yo había tomado las riendas de mi vida y estaba construyendo mi futuro, paso a paso.

Gastaba media hora de la casa a la estación de Transmilenio, caminaba seis cuadras, tenía que descansar, entre una y otra. Por fin llegaba a la escalera, que me demoraba en subir otra media hora.

La gente subía presurosa, algunas personas impacientes; al ver que yo subía dos pasos y descansaba; por muchos años, yo estuve del otro lado y como ellos, no entendía porque obstruían mi paso. En ese entonces, el fastidio llenaba mí corazón. Ahora, yo era la limitada y esto me confrontó con la falta de caridad que algunas veces tuve para con los demás. Otra cosa más para aprender y en la cual entrenarme: "**la Compasión**".

Después de bajarnos en la estación de Marly, teníamos que subir hasta la calle 13 y caminar hasta la clínica. Otra media hora. Finalmente, llegábamos.

En el consultorio había cuatro caminadoras y cuatro bicicletas estáticas, era para ejercitarnos. Aquí venían los pacientes que habían tenido operación de corazón abierto y se recuperaban. También venían algunos trasplantados.

La doctora miraba con extrañeza mis exámenes una y otra vez.

—No entiendo, Consuelo. Estos exámenes son de una persona que se está muriendo; no pueden ser tuyos. ¿Cómo llegaste hasta aquí, estas de pie y hablándome? No encuentro explicación —decía asombrada.

—Pues ya que estoy viva y vine. ¿Qué hacemos… me atiendes? —dije riéndome y dando una vuelta como una modelo. Nos reímos mucho las tres; había entrado la enfermera; alcanzando a oír toda la conversación.

—Siéntese aquí para tomarle la tensión —dijo la enfermera, con el tensiómetro en mano. La tomó tres veces y dijo:

—Doctora, no marca nada el tensiómetro.

—No puede ser, muestra yo la tomo. ¿Segura que no está dañado? —preguntaba a la enfermera, mientras me la tomaba.

—Hummm. ¡Nada! Veamos el pulso…tampoco tienes. Lo dicho, no hay explicación lógica. ¡Estás muerta!

Nos miramos las tres y soltamos la carcajada.

El primer ejercicio era 15 minutos de caminata, obviamente mi máquina tenía la velocidad más baja, mientras que el paciente con la complicación más grande de operación, caminaba mucho más rápido que Yo. Después ejercicios con un balón, luego 15 minutos más en la bicicleta; mi preferido, yo era ciclo montañista. "Algún día volveré a correr por las montañas", pensaba. Pero ese día iba a 0,05 km por hora.

Terminábamos con más ejercicios de estiramiento, la terapia era dos veces a la semana.

En el primer piso había un Juan Valdez, mientras tomaba un rico café con galleta de avena, hice un decreto: "Querida muerte, ya que insistes tanto en acompañarme de noche y de día, sé mi amiga. Enséñame a entenderte y a entender la vida. Gracias" Lo dije con tanta convicción, que me contestó durante mi proceso. Sigo conectada con ella hasta el momento, es mi ángel Azrahel.

Mis terapias duraron seis meses, cada vez caminaba más rápido, hacía los ejercicios mejor, se iba normalizando mi vida.

Caminaba casi todos los días hasta el parque, eran dos horas y media de caminata, tres cuadras al parque, caminar alrededor del mismo y vuelta a mi casa. Salía una señora viejita con una sombrilla bajo el brazo, caminaba muy rápido, mientras yo trataba de hacerlo sin fatigarme. Ella daba tres vueltas al parque y yo le daba media y me tenía que sentar en una banca a descansar. Al pasar por mi lado, me miraba con compasión, trató de hablarme, pero siempre se arrepentía, estaba curiosa, ¿por qué yo caminaba tan despacio? seguramente se preguntaba. Nunca más la volví a ver.

Ese día tenía control médico para ver cómo evolucionaba mi corazón. Estaba en la camilla, dónde me iban a hacer el ecocardiograma, el examen me gustaba, porque el latido del corazón se oía como el trote de un caballo, amo los caballos. Me recordaba mi niñez y juventud al lado de estos fantásticos y nobles animales, en las fincas del llano.

El doctor miraba con cara de preocupación el eco cardiógrafo. Limpiaba el mouse y lo volvía a colocar en mi pecho, me dolía, la falta de musculo hacía que tuviera contacto directo con mis costillas. Otra vez la misma cara, todos los médicos tenían la misma expresión cuando algo no les gustaba, lo había aprendido de Mauro.

—Jefe —llamó a la enfermera—, tráigame el eco nuevo con el transductor de 12 MHZ a color.

—Ya mismo doctor —contestó la enfermera y salió corriendo.

"¿Ahora? ¿Otro diagnóstico en la cama? Debí hacer metástasis hasta en el pelo. ¿Será que ahora sí estoy muerta y no me he dado cuenta? Vamos Azrahel, ¿qué te hiciste?

Llegó el aparato. De nuevo con el mouse en mi pecho, me imaginaba un caballo brioso corriendo por la pradera, no quería pensar en nada más.

—¿Ya le dio gracias a Dios? —dijo el médico mirándome.

—¿Perdón? —alcancé a decir. No entendía, ¿gracias por estar invadida de cáncer?

—Esto es un milagro, no hay explicación médica, ni científica para su recuperación —seguía diciendo el médico, mientras sonreía.

—Doctor, usted casi me mata del susto, cómo se le ocurre hacer esa cantidad de caras, sin explicarme nada —yo le reclamaba, ahora sonriente también.

—Precisamente por eso, porque no tengo explicación. Bueno nos vemos en un mes, vaya le da gracias a Dios.

Era mi última terapia en la Marly, había llevado bombas y un postre. Quería celebrar con ellas. Ahora sí funcionaba el tensiómetro conmigo y además también me encontraban pulso. Estábamos muy contentas.

—María Consuelo, nos gustaría poder exponer tu caso en nuestra revista médica, la que saca la clínica cada mes, donde se comentan casos especiales. ¿Nos darías tu permiso para hacerlo? —me preguntó la doctora.

—¡Claro que sí! —respondí, sintiéndome importante…mi ego se infló. Más tarde entendería que había que trabajar mucho en mi humildad.

6. RECUPERÁNDOME

La importancia de confiar y de soltar

Otra vez llevaba una serie de carpetas con exámenes varios, radiografías del tórax, ecografías de todos mis órganos internos, ecocardiogramas, electros, resonancias magnéticas, exámenes de sangre, orina, materias fecales y hasta de conciencia.

—Doctor, buenos días. Quiero preguntarle si pudiéramos hacer este chequeo todos los meses por favor.

—¿Y eso, por qué?

—Porque una amiga, Turena, también tuvo cáncer de seno como yo, y cuando fue al chequeo, después de 6 meses, estaba toda invadida de cáncer y acaba de morir. Tal vez si ella hubiera tenido el chequeo todos los meses no se hubiera ido.

—¿Eso crees?

—Si.

—Déjame decirte una cosa muy importante, antes pensábamos y estábamos absolutamente convencidos que el cáncer era hereditario, una cuestión de genética; en este momento los humanos hemos hecho de todo para producir cáncer con los alimentos, los insumos, etc. No estamos seguros de qué produce el cáncer exactamente el día de hoy, ni qué tipo de medicamento lo cura.

«Aquí han llegado pacientes con una manchita, se les aplica el tratamiento y no responden a nada y se mueren; otros llegan invadidos y les aplicamos el tratamiento para darles una esperanza y se curan por completo. ¡Y tú! Pasaste todas las expectativas médicas, no tenemos ni idea que pasó contigo, tanto que ya me inscribí en un curso para aprender a meditar.

«Así que, como tú dices: "si te tienes que ir, te irás", no valdría nada que te haga controles cada quince días. Eres un milagro, aprovecha eso y ponte a trabajar en una fundación, ayuda a los demás y deja de preocuparte. Estas divinamente, te felicito, sigue haciendo lo que haces. Eres un gran orgullo para todos tus oncólogos, aunque no estemos seguros que fue lo que te sano».

Nos reímos mucho, me dio un gran abrazo y me fui.

Al salir a la calle, miré al cielo y dije: "Bueno si me dejaste aquí debes tener alguna razón, haré tu voluntad y no la mía de ahora en adelante. Muéstrame el camino y gustosa lo seguiré. Y tú Azrahel, cuando sea el tiempo de mi partida, confiada tomaré tu mano para seguir mi evolución".

Mis hermanos y las consecuencias de sus angustias

Mi hermana Nelchy, a la que cariñosamente llamamos Nené, somatizó todas sus angustias en las caderas, estuvo muy enferma, adolorida y angustiada, hasta que un médico le dijo el por qué había presentado esa dolencia. Tenía que tranquilizarse y aceptar todos los diagnósticos en mi vida, ella estaba muy estresada, por lo que pudiera pasarme. Tenía que entender que se angustiara o no, yo tendría que vivir y pasar por las experiencias de vida escogidas para mi evolución y crecimiento.

Mi hermana Genny, tuvo que ser operada de la columna. Tenía que estar seis meses en recuperación y terapias para volver a caminar bien. Por esta razón, no tendría a mis hermanas cerca de ahora en adelante. Teníamos que recuperarnos todas, al mismo tiempo.

Gracias a mi querida hermana Genny, tenía mi peluca llamada Catalina. Cuando supo que me quedaría sin pelo, me ofreció regalármela. Un día llamándome por teléfono me dijo:

—Ya paso por ti, vamos a un lugar que te va a gustar.

—¿A dónde?

—Es una sorpresa.

—Me encantan las sorpresas —colgué bailando, supremamente curiosa, algo bueno en medio de tantos desacuerdos.

Llegamos al lugar, una casa.

—¿Qué? ¿Es aquí? —pregunté emocionada.

—Ya te vas a dar cuenta, sé que te va a gustar.

—Hummmmm. Si tú lo dices….

Entramos, estaban muchas vitrinas llenas de pelucas, salía el dueño a saludarnos. Se llamaba Jairo y fabricaba pelucas con pelo natural.

—Esta es mi hermana y dentro de dos días le van a hacer la primera quimio, le quiero regalar una peluca —dijo, presentándonos.

La miré y la abracé. No se me había ocurrido hasta ese momento hacerme una peluca y menos de mi pelo.

—Bueno, tienen que venir cuando se esté cayendo el pelo, ahora no vale la pena —explicó Jairo.

—¿Cómo sé qué ya se está cayendo, si todos los días se me cae pelo? —pregunté, halándomelo.

—Cuando te levantes y la almohada quede llena de pelo. Estoy seguro que te darás cuenta. Ese día vienen, te llevas una peluca prestada y a los 8 días estará lista la tuya.

Desde que me habían hecho la primera quimio, me levantaba y lo primero que miraba era la almohada. ¡Limpia no había pelos! "¿Sería que no se me iba a caer?" Pensaba esperanzada.

Efectivamente, un día que me estaba duchando, sentí unas cosquillitas en la espalda. Tan raro, ¿Qué será? Cuando miré al piso, casi entré en pánico, ¡estaba lleno de pelos! "Hay Dios mío, me voy a quedar calva". Cerré la ducha despacito. Salí, enrollé con mucho cuidado una toalla en mi cabeza, pero muy flojita.

Sin vestirme marqué:

—¿Aló?

—¿Genyta? ¡Se me está cayendo el pelo!

—Bueno, entonces paso dentro de una hora y vamos.

—Te espero, chao.

Llegamos, nos saludaron con una gran sonrisa.

—Buenos días, ¿lista? —me preguntaba Jairo, haciéndonos pasar a otro lugar.

¿Para qué se me cayera el pelo? ¡No! —definitivamente no estaba lista, pero, ¿qué podía hacer?

Me hizo sentar en una silla frente a un espejo y empezó a hacerme muchas colitas, dejándome dos tiras de pelo saliendo justo arriba de mis orejas.

—Esto es para que no se den cuenta que es una peluca.

Me fue quitando una a una las colitas, con una máquina rasuradora, yo veía cómo iba poniendo todas ellas encima de la mesa, hasta que terminó.

—Listo —dijo, tocándome la cabeza.

Me miré al espejo, mi aspecto no me gustaba, ¿a dónde había ido mi lindo pelo? En su lugar estaba una bola gris. Esta vez lloré con mucha tristeza.

—Ven, Consu, mídete las pelucas, así decidimos cual te prestan —decía mi hermana, mostrándome dos, tratando de distraerme.

Me las puse casi todas, nos reímos mucho, rubias platinadas, negras rizadas, pelirrojas, otras con capul... con unas me veía espantosa, con otras como la mujer fatal y desfilaba haciendo el rol. Por fin, una me quedó estupenda y con ella deje el lugar.

Mis amigas me habían ofrecido visita, pues ya casi era navidad y queríamos intercambiar algunos regalos.

—¿Acaso el médico no te prohibió pintarte el pelo? —me hicieron la observación.

—Pero te quedo regio, me gusta —dijo una.

—¿Les gusta? —pregunté, desfilando.

—Sí —contestaron al unísono—, te ves bonita, no parece que tuvieras cáncer.

—Jajaja, ¡Sorpresa! Miren es una peluca —decía mientras me la quitaba.

—Pero no se te nota, ¿es de pelo natural?

—Sí, esta es prestada, la mía hecha con mi pelo, me la entregan en dos semanas. Me la regalo Genny.

—Entonces brindemos por eso.

Y pasamos una tarde deliciosa como siempre.

Después de 15 días, cuando estuvo lista la peluca, fuimos a recogerla. La daban con una cabeza para colocarla en las noches, un cepillo, rulos para peinarla; todo en un bonito estuche. La llamamos "Catalina", era para hablar en clave. Si algún día la tenía torcida, me decían: "Catalina te está llamando" así podía salir a algún espejo y arreglármela.

Tuve mucho tiempo para reflexionar y poner en orden mi vida. Hice muchos procesos de perdón, apoyándome en el cuaderno que me había hecho escribir mi médico bio-energético y ayudada con el Reiki. Había cambiado totalmente mi alimentación. Ahora era vegetariana y ponía en aprietos a mis hermanos, cuando querían hacerme alguna invitación.

A medida que iba cambiando y cerrando ciclos, mis relaciones filiales iban mejorando y yo también. Durante ese tiempo pude comprobar la relación entre las emociones y mis dolencias. Mis hermanas fueron las primeras en darse cuenta que algo había cambiado en mí, yo todavía no lo percibía.

La experiencia con mi nueva información

> *Cuando encendemos un Farol*
> *para alumbrar el Camino de otro,*
> *también Iluminamos nuestros propios pasos.*
>
> Nichiren

—Olvídate de volver a montar en bicicleta y mucho menos en montaña —decía el médico. Mientras yo, pensaba: "puedes decir lo que quieras, eso no es verdad, volveré a montar en bicicleta e ir por las hermosas montañas de mi país".

En este momento, ya era una experta en meditación, yoga, Reiki, había aprendido terapia del dolor con un médico chino y manejaba la digito acupuntura, había estudiado todos los meridianos. Me gustaba mucho esta información.

Muchas personas empezaron a consultarme, yo hacía lo que sabía. Recuerdo mucho a una paciente a la que trataba con Reiki y que tenía una perrita. Cuando yo llegaba ladraba y brincaba de alegría, mientras me miraba curiosa e iba detrás de mí, observando cuando alistaba el agua, las velas, el incienso y la música. Al fin se sentaba muy cerquita a la dueña. Cuando terminaba la sesión, quedaba literalmente estirada en el suelo, profunda, más dormida que la paciente. Yo recogía todo, me despedía, salía y ellas seguían dormidas.

Ayudé a mucha gente y tenía un grupo estupendo para pasar Reiki a distancia, las mascotas de mis amigos empezaron a buscar mis manos, querían que les pasara energía.

Me sentía feliz. Cada día estaba más fuerte, ya tenía de nuevo pelo, cejas y pestañas. Tenía prohibido salir después de las 5 de la tarde, sin abrigo, bufanda y guantes. Tampoco me era permitido viajar a climas cálidos. No era apta para recibir ningún tipo de vacunas, sin poner en riesgo mi vida. Yo me reía, ¿Qué era poner en riesgo mi vida? ¿Acaso no caminaba con la muerte a mi lado hacía tres años?

Mientras, aprendía chamanismo cerca de un ficus que tenía en la sala, pasó algo muy curioso, esa mata creció tanto, que las raíces abrieron la matera y tuvimos que sembrarlo en una finca. Ahora es un gran y hermoso árbol. De esta manera confirmé como está conectada la naturaleza con nosotros.

Empecé a tener pacientes y ayudarlos, me sentía confiada y feliz.

PARTE III

EL RENACER

"La salvación de nuestro mundo se encuentra en el corazón de las personas, en su humildad, responsabilidad y capacidad de reflexión"

Vaclav Habel

7. JUZGADA, CONDENADA Y EXORCISADA

El peligro del fanatismo

Desde muy pequeños nos enseñan en las diferentes religiones y regiones del mundo dónde hayamos nacido, que somos poseedores de la verdad absoluta y que la religión que profesamos es la verdadera y los demás habitantes del planeta son infieles, que jamás alcanzaran la salvación eterna. Nada más lejos de la verdad. En nombre de Dios, Alah, etc. se han cometido las peores atrocidades de la humanidad.

Mi hermana Nelchy, que es una mujer católica muy piadosa, apegada a las creencias de los rezos y los dogmas de esta religión, junto con mi prima Maly, una de sus hijas, sentían gran angustia con respecto a mi salvación. Me presentaron a una persona del minuto de Dios, que encaminaba por la vía correcta a las almas descarriadas.

En esa época, la gente que supo qué gracias a todo lo que sabía, sumado a la medicina tradicional, había superado estos grandes desafíos de salud; me llamaban para hacerles terapias Reiki y todos los días aprendía un poquito más. Hace 14 años se cuestionaba mucho lo que hacíamos, ¿sería una secta? ¿Éramos brujas? etc., pero yo me sentía muy orgullosa de lo que estaba haciendo.

Mis familiares y los del minuto de Dios, hablaron conmigo como en tres ocasiones, haciéndome caer en cuenta que la hermosa frase del Reiki, "Invoco el Cristo interno que hay en mí" era prácticamente una herejía. Me leyeron apartes de la Biblia, donde aseguraban que los ángeles caídos habían hecho algo muy similar al creerse Dioses, mis falsas creencias venían aflorando cada vez más, pues al igual que todos mis hermanos, crecimos en un hogar católico de los de antaño, estudié en un colegio de monjas de primero a sexto y nací y me crie en una ciudad supremamente conservadora.

—Me estaba condenando y Dios me había dado la oportunidad de sanarme para salvarme del fuego del infierno —me repetían con vehemencia.

Después de un tiempo, empecé a cuestionarme ¿será verdad lo que me estaban diciendo?

Les preguntaba a mis pacientes que sentían cuando les pasaba energía con mis manos y todos coincidían que era calor... ¿y si de verdad, era el fuego del infierno?...

En todas las religiones se ha cometido asesinato en nombre del Padre Creador, independientemente del nombre que se le dé. Y al parecer lo hacen porque es lo correcto.

De esta manera nos contagiamos de las creencias falsas y limitantes, no nos damos a la tarea de investigar y crecer espiritualmente. Eso me estaba sucediendo a mí y no me daba cuenta, algún día lo iba a entender.

El exorcismo

—Hola, ¿cómo vas? —me preguntaba con voz angustiada mi sobrina—. ¿Pensaste en lo que te hemos estado diciendo?

—Pues la verdad...no sé...

—No pierdes nada y sí puedes ganar mucho. ¿Dime que decides? para ir hablar a hablar con ellos mañana. Los llevaríamos para que bendigan tu apartamento.

—Está bien, diles que vengan. (Me había cuestionado una y otra vez, "algo tan hermoso...no podría ser del otro lado". Pero... ¿y si la equivocada soy Yo?).

El día pactado llegaron a la casa. Era una pareja con rosario en mano y agua bendita, recorrieron las habitaciones y se detenían diciendo que había portales hacia la obscuridad abiertos por mis meditaciones, etc. Yo oía todo lo que decían acerca de mí condición...ya estaba en el infierno. Si mis manos se calentaban para pasar la energía sanadora...era el calor del infierno que ya estaba entrando a través de mis manos.

Me hicieron recolección de mis notas, libros, mis péndulos, las varillas de radiestesia...—aún recuerdo un libro espectacular del Feng Shui que había comprado en compañía de Margarita. Por ser tan costoso lo compramos entre las dos. Nunca más lo volví a encontrar.

Cuando estaba todo recogido lo pusieron en bolsas de basura, rezaron por todo el apartamento, rociaron con agua bendita todos los rincones, bendijeron el lugar y salimos hacia una casa que tenía el minuto de Dios en la calle 57 como con 20.

Era una casa antigua de las que tenían un gran patio central en dónde hicieron una hoguera y quemaron todas las cosas que habían sacado de mi apartamento, yo veía las llamas y en ese momento llegó a mi mente una frase, de Sigmund Freud, que irónicamente decía, por lo controversial de sus estudios y que sería mi favorita por algún tiempo: "**La humanidad progresa. Hoy solamente queman mis libros; siglos atrás me hubieran quemado a mí**". No dejé de hacerme esta reflexión: — ¿será que alguna vez me quemaron a mí en otra vida?... ¡Sentía una gran tristeza!... Detrás de mí hombro alguien hablaba en jeringonza, ¡sobresaltándome y sacándome de mis pensamientos!

—Está hablando en lenguas —me aclararon—. Tienes que acostarte en el piso boca abajo y con los brazos en cruz.

Miré a Maly, incrédula... ¿¿¿???

¡Ella estaba tan sorprendida como Yo!

¡Bueno! Si es para mí salvación hagámosle. Había convivido con la muerte durante tres años, esto no era nada. Total, Dios seguía probándome y enseñándome.

Cuando por fin pude levantarme del piso, me rociaron agua bendita abundantemente y me dijeron que mi vida estaba a los pies de la cruz y de ahora en adelante tenía prohibido pasar Reiki, hacer yoga, meditación, etc.

Salí del lugar con un sabor amargo, no estaba totalmente convencida de haber hecho lo correcto. ¿Realmente mi Padre Amoroso Creador estaba de acuerdo con esto?

Recuerdo todavía con gran pesar el haberme negado a pasarle Reiki a una señora que vivía a dos casas de donde yo me quedaba en Ibagué, pero en ese entonces, estaba temerosa del castigo por esas prácticas, a pesar de haber podido ayudar pasando Luz sanadora…No lo hice. ¡No serví incondicionalmente! Fallé en una de las tres misiones que todo Ser humano vine a cumplir: amor perfecto, servicio incondicional y paz imperturbable, por mis falsas creencias, sin haber verificado la información.

Más tarde aprendería y comprendería todo lo que estaba viviendo…mis Maestros me estaban preparando para poder cumplir con mi misión.

Peleada con la religión, más cerca de Dios

Era una hermosa tarde soleada en la plaza principal de Chascomus, una pequeña y hermosa ciudad turística de Argentina, dónde hay 7 lagunas conectadas entre sí. Situada a una hora y media en tren de la ciudad de Buenos Aires… ¡Yo la comparo por sus calles empedradas y construcciones blancas con Villa de Leyva!, solo que la primera, queda a orillas de una hermosa laguna, en Argentina.

En las tardes de verano el paseo es obligatorio y espectacular por las lindas costas de la laguna, se disfruta mucho, el olor, el color de sus aguas, a mí me encanta tomar agua del tubo, tiene un sabor especial, me parece deliciosa. En Chascomus, el sabor del agua es diferente...sabe a laguna de allí, todavía recuerdo su sabor a pesar de que ha pasado mucho tiempo. Ninguna otra agua de los lugares que he visitado, sabe como esa, es muy particular.

Mi amigo Alfredo, quien viene de una familia de origen vasco y es una gran persona, se acerca despacio y me pregunta con curiosidad:

—¿Cómo estás?

—Un poco estresada...Tú me dices que el Reiki y todo lo que sé hacer es muy bueno, ayuda a evolucionar y a sanar espiritual y físicamente a los demás. Pero...la religión católica me dice otra cosa, ¿te acuerdas que te conté lo que me pasó?

—¡Si! Lo recuerdo, María, pero eso no es tan real, tienes que investigar, leer y documentarte. En los siglos III y V después de Cristo existieron dos concilios dónde a la Biblia se le quitaron unos libros y se modificaron otros porque eran convenientes para los emperadores romanos.

—¿Cómo así? ¿Acaso no es el libro sagrado?

—Sí, pero ha sido manipulado, no solo la Biblia, todos los libros sagrados de todas las religiones. Infórmate.

Esa noche no pude dormir, me había dicho ignorante de una manera muy "elegante", tenía que investigar.

Efectivamente, lo que descubrí me puso furiosa, de repente me di cuenta que todos los seres humanos somos manipulados de una u otra forma, todo mi material y mis conocimientos se habían quemado en la hoguera. ¿Esto era una broma macabra? Jajajaja. "Ay querida mamá, nos educaste con lo que sabias, te quiero mucho, pero estoy pensando en darte un tiempo fuera, por un momento".

Me sentí realmente confundida, la gran mayoría de lo que había aprendido no tenía piso; a eso se referían mis Maestros cuándo me decían: "cambia tus viejas creencias por nuevas informaciones que puedas comprobar y vivir una nueva y mejor calidad de vida".

Esto fue lo más interesante que encontré:

Concilio de Nicea:

El "Milagro" de Nicea también permitió quitar de en medio 266 evangelios mediante la "intervención divina", que consistió en poner los 270 evangelios bajo una mesa del salón del Concilio, cerrar la puerta con llave y pedir a los Obispos que rezaran durante toda la noche para que Dios pusiera sobre la mesa aquellos que fueran inspirados por él. Claro que, a falta de actas, tampoco sabemos quién guardó la llave durante la noche. Lo cierto es que a la mañana siguiente los evangelios de Mateo, Marcos, Lucas y Juan estaban sobre la mesa. Sobrenatural o no, el responsable del "milagro" debió de haber ponderado mejor la elección de estos cuatro evangelios, pues los escogidos incurren en abundantes contradicciones lo que hace imposible que sean, por llamarlo de alguna manera, fiables. Por ejemplo, en el evangelio de Mateo se afirma que el nacimiento de Jesús fue dos años antes de la muerte de Herodes, mientras que si es a Lucas a quien tenemos que hacer caso, Herodes llevaría nueve años muerto en el momento del nacimiento de Cristo. Esto, que podría ser incluso cómico, la elección de esos cuatro evangelios de entre los 270 existentes, tuvo como consecuencia la muerte de decenas de miles de cristianos durante los tres años siguientes a la finalización del Concilio, porque la posesión de cualquiera de los 266 restantes se tipificó como un delito capital (Lloyd Graham, Deceptions and myths of the Bible, Nueva York, Citadel Press, 1991).

¿¡Qué!? ¿La intervención Divina? O sea, todo el tiempo creímos de una manera errada que las demás enseñanzas eran demoníacas, y… ¿por esto me he sentido tan culpable? Por unos seres ávidos de poder…No puede ser. Resultó peor que mi tumor de 2". Esta sí fue una muerte…muerte a mis creencias… y… ¿qué más me tendría reservada mi investigación?

Cuando el cristianismo "prohibió" la reencarnación

La mayoría de las religiones orientales creen en la reencarnación, incluyendo el hinduismo, el jainismo, el sintoísmo y, con matices, el budismo. Los hinduistas creen que el alma es inmortal y se encarna sucesivamente en distintos cuerpos, que no serían otra cosa que "contenedores" temporales de nuestra esencia más inmanente, el alma.

Los cristianos gnósticos también creían en la transmigración de las almas, una convicción que impregnó buena parte del cristianismo original hasta el siglo V, cuando se convirtió en la religión oficial del Imperio Romano. En el año 543, el emperador Justiniano, al parecer influido por su esposa Teodora, decidió eliminar cualquier referencia a la reencarnación del Antiguo y el Nuevo Testamento.

Los motivos de Justiniano no eran religiosos, sino políticos: el emperador consideraba que la creencia en una nueva vida socavaba el poder terrenal de la Iglesia. Al contrario, la fe en un cielo y un infierno que premiara o castigara los actos cometidos en esta vida confería un poder superior a la Iglesia y, de rebote, a su valedor, en este caso el emperador.

Para dotar de legitimidad al nuevo dogma, Justiniano convocó un sínodo en Constantinopla, curiosamente la ciudad más próxima —geográfica y teológicamente— a la creencia en la reencarnación, cuyo máximo valedor era el filósofo y teólogo

Orígenes. (Constantinopla era la capital del Imperio Romano de Oriente, desde que en 330 el emperador Constantino había provocado el cisma con Roma, por un quítame allá esas prerrogativas.) Según rezan las crónicas, aquel cónclave estuvo totalmente controlado por Justiniano, hasta el punto de que el mismo Papa Vigilio rehusó participar.

El concilio de Constantinopla calificó de anatema (tabú) la reencarnación, al considerarla incompatible con la resurrección. Si los orientales creían que el alma podía "reciclarse" en distintos cuerpos, los cristianos se ufanaron en que cuerpo y alma forman un todo, como el hardware y el software de un ordenador, para entendernos. Por si fuera poco, la resurrección es menos democrática que la reencarnación, porque si bien para los budistas todos somos almas reencarnadas, la resurrección solo está al alcance de unos pocos: Lázaro, Jesús, Eutico...

La reencarnación —creía con muy buen criterio el emperador— ofrecía una segunda (y tercera y cuarta) oportunidad, una bola extra con la que enjugar el karma de esta vida, por utilizar el término hinduista. No sorprende, por tanto, que la misma motivación —teológica en su argumentación, política en su intención— llevó al Islam a descartar la reencarnación como posibilidad. Según el artículo de Roger

Riviére en la Gran Enciclopedia Rialp, órgano oficioso del Opus y, por tanto, autoridad en la materia:

El judaísmo y el Islam no aceptan la metempsicosis, como tampoco lo hace el Antiguo Testamento. Aunque algunos autores han discutido la creencia de ciertos sabios judíos en la metempsícosis, no debe confundirse con la preexistencia de las almas humanas que parecen admitir doctores palestinos, considerando que Yahveh había creado todas las almas juntas de una vez; algunos rabinos admitirían que las almas esperan en el séptimo cielo la posibilidad de encarnarse (…) La metempsicosis no es compatible con la revelación del Antiguo Testamento ni con la del Nuevo Testamento.

Pero por mucho que Roma se oponga a un concepto que considera "herético", lo cierto es que la creencia en la reencarnación está cada vez más extendida en Occidente, en parte por la influencia de las religiones orientales que llegan filtradas por la Nueva Era, en parte por un creciente número de médicos disidentes que desconfían la visión materialista de la ciencia. Es el caso de los psiquiatras Brian Weiss o Ian Stevenson, convencidos de que la reencarnación es la única explicación posible a casos clínicos en los que el sujeto aparenta tener regresiones a vidas pasadas (Más información en: 144000, Wikipedia y Gran Enciclopedia Rialp).

* * *

JAJAJA, ¡resulta que tampoco es pecado, ni me voy a ir al quinto pailón del infierno por creer en la reencarnación!

Qué fuerte, ¿verdad? Desconcertada, aburrida y abrumada, caminé por las calles de Chascomús sin dar crédito a lo que había descubierto, de repente me encontré frente a la catedral y entré.

—¿Viste cómo nos tomaron el pelo? —le increpé al Cristo que estaba en la pared del frente—. ¿Es que tú no sabías escribir? ¿Por qué nos ocultaron tanta sabiduría?... ¡Ah! No se te olvidé...me debes mis libros. ¿Cuándo crees tú que los tenga de vuelta? Te voy a pedir el favor que no te hagas el muerto conmigo... ¿Acaso no resucitaste? Entonces... ¡Contéstame algo!... Estoy esperando...

Me ha contestado de muchas maneras a través del tiempo y... ¡sí! adivinaron, ya no voy a misa todos los domingos, ni me confieso, ni me culpabilizo, ahora vivo mi espiritualidad de una manera diferente. Me hago responsable de todos mis actos y vivo en conciencia permanente.

El grupo secreto Kabalah-Vaticano está presente en todos los países a través de la religión y de las estructuras económicas de bancos e industrias. Alteró la verdad durante la recopilación de los antiguos libros de la Torá y de los Apócrifos (no reconocidos por la Iglesia por considerarlos que no estaban inspirados por Dios) para inventar la actual Biblia, que posee variados extractos de diferentes eras de las antiguas humanidades desde la llegada de Enki a la Tierra hace más de 450.000 años. Con esta acción, la mayor parte de la humanidad quedó privada de la verdad de la existencia de los extraterrestres y de que Dios no era el que aparece en el Antiguo Testamento.

Después de estas informaciones y muchas más; quedé peleada con todas las religiones…más que con ellas. con las personas que a través del tiempo han manipulado los libros sagrados con el fin de obtener beneficios propios.

Descubrí que tan importante es seguir las enseñanzas de los diferentes profetas, o Maestros Ascendidos, que han regresado a la tierra a recordarnos, cómo es que debemos vivir en plenitud. Empecé a agradecer todas las enseñanzas e integrarlas a mi vida después de comprenderlas y tener unos mejores resultados, en todos los aspectos de la misma; comprendiendo que tenemos un Padre Creador amoroso y que debemos vivir de acuerdo a las leyes universales.

8. CONOCIENDO DIFERENTES FILOSOFIAS

El silencio es parte de la disciplina espiritual del seguidor de la verdad

Mahatma Gandhi

Lo hermoso de los libros sagrados

Con gran confusión en mi cabeza, me puse a investigar sobre las diferentes filosofías y religiones en cuanto a la creación y al Ser Superior. Cada libro sagrado tiene una belleza inexplicable, hablan de lo mismo con diferentes palabras. Es igual a ver la misma situación, desde diferentes puntos de vista y variados caminos, para llegar a la misma conclusión.

"El Universo es creado por un Padre amoroso y nosotros somos sus hijos, todos somos parte del Único, el Ser, el Inmanifestado, es igual para todas las filosofías, solo que caprichosamente se ha llamado de diversas maneras, y para llegar a él se toman diferentes caminos: autopistas, caminos de herradura, trochas, senderos hermosos llenos de flores, bosques miedosos, etc. Pero finalmente, todos sirven para volver al hogar, al hacedor, al Padre Creador, a nuestra esencia… de dónde venimos.

Qué nos dice la Torá:

"Cuando uno se sumerge en el estudio de la Torá, su objetivo no es simplemente acumular información, sino alcanzar la percepción de cómo el Creador del Universo se relaciona con sus criaturas.

Pensar de una manera Divina. Es compartir el espíritu, hasta que las mismas preferencias y los mismos deseos respiran dentro de los dos. Los pensamientos de Él son tus pensamientos y tus pensamientos son los de Él. No existe ninguna forma de unión comparable en ninguna otra sabiduría.

Por su parte, la Torá no simplemente informa, sino que instruye. "No robarás". Es bueno saber que el respeto a la propiedad privada nos beneficia a nosotros y a la sociedad en la que vivimos, pero ese no es el motivo por el cual nos abstenemos de robar. No robamos porque esa es la voluntad del Creador.

La simiente de la Torá fue implantada con la experiencia del Sinaí, y registrada en los Cinco Libros de Moisés. Pero la voz del Sinaí continúa oyéndose en cada generación cuando los que estudian la Torá revelan el ADN de esa simiente, descubriendo nuevos significados que siempre existieron, nuevas aplicaciones que siempre habían estado latentes. "A fin de cuentas, la forma máxima de instrucción es aquella que eleva al alumno a un punto de vista desde el cual es capaz de discernir su propia evaluación, usando las mismas herramientas que su maestro".

Qué nos dice el Corán:

"Si no recuerdas a Allah en todo lo que hagas, no finalizaran tus cosas de la manera correcta. Si no te desvías del santo camino, los santos de Allah se unirán a ti en él. Si caminas en el camino correcto ellos te encontrarán".

"El Corán retoma las historias de muchos de los personajes y eventos que aparecen en los libros sagrados de los **judíos** y los **cristianos** (el **Tanaj**, la **Biblia**) y la literatura devocional (**Los libros apócrifos** y el **Midrásh**), aunque difiere en muchos detalles. Ciertos personajes bíblicos muy bien conocidos, como **Adán, Noé, Abraham, Isaac, Jacob, Moisés, Juan el Bautista** y **Jesús** son mencionados en el Corán como **Profetas del Islam**. Sin olvidar a María (**Maryam** en árabe), madre de Jesús.

"Los episodios son los mismos con diferencias de detalles, unas menos trascendentes que otras, y los fragmentos se encuentran dispersos entre las aleyas de los suras".

Ahora veamos a estos magníficos seres que nos han enseñado la sabiduría a través de los tiempos, datan de 6000 años A.C.

Qué nos dicen Los Vedas:

"Veda significa conocimiento, existe siempre, no tiene ni principio ni final… **Son la Raíz de la Rectitud**, se hace referencia a ellos como Ananta, sin final; porque es sonido sagrado, sustentador y benéfico. Es solo para ser experimentado; no puede ser limitado ni comunicado. Por ello es una maravilla, una fase de experiencia personal sin precedente para cada cuál"

BABA.

Qué nos dice Jesús:

"Búscame en tu interior, ahí está el reino de mi Padre, lo demás viene por añadidura".

Investigando y aprendiendo, alguna vez leí este párrafo y lo copié, mas no recuerdo de dónde lo saqué:

"Las verdades que Jesús enseñó iban mucho más allá de la creencia. La creencia nos lleva al dogma y a la estrechez mental y frena la evolución del ser. Ya no hay búsqueda de la verdad ni progreso espiritual. El progreso espiritual se labra mediante la experiencia personal, en el templo, sin muros de la conciencia, mediante la búsqueda de Dios en la meditación y en el comportamiento ético del individuo".

"Y la condenación consiste en que la luz vino al mundo, pero los hombres amaron más las tinieblas que la luz, porque sus obras eran malas. Pues todo el que obra el mal odia la luz y no se acerca a ella, para que nadie censure sus obras. Pero el que obra la verdad se acerca a la luz, para que quede de manifiesto que actúa como Dios quiere" (Juan 3: 19-21).

Qué nos dicen otras creencias:

También en mi búsqueda de conocimiento incursioné en el chamanismo:

El gran hombre sagrado Alce Negro dijo: "curé con el poder que vino a través de mí, Obviamente no fui yo el que curó; fue el poder de un mundo externo, y las ceremonias y las visiones me habían convertido en un simple agujero a través del cual el poder llegaba a los humanos. Si creyera que lo estaba haciendo yo, el agujero se cerraría y no podría pasar ningún poder. Entonces, cualquier cosa que hiciera sería una locura".

Con las religiones Celtas, tuve conexión con la madre tierra, los elfos y las hadas, los regentes de mis hermanos menores y me asombré de este mundo tan hermoso del que todos hacemos parte.

Mi gran amiga Margarita, se hizo mujer sanadora y tiene unos grandes poderes de conexión, acudo a ella cada vez que necesito un empujón en mi evolución.

Como me conoce muchísimo, me hace caer en cuenta de la manera más amorosa:

—¿Y acaso no sabes que la vida te está probando? ¿Cuéntame, no habías trascendido eso ya?... ¿Quieres repetir amiga? ¿Realmente vale la pena? —piénsalo.

—Tienes razón, a lo mejor solo quería verte porque me haces mucha falta —y terminamos riéndonos como siempre.

Me encantan los rituales en su casa, los círculos de mujeres, los empoderamientos que hace. Cuando voy allí, nutro mi alma y salgo feliz.

Estudiando flores, esencias y terapias

> *"Aquí traigo romero, es para recordar...y aquí traigo violetas son para los pensamientos...y aquí hay hinojo para vos, y palomillas y ruda también para vos; y este poquito es para mí...*
>
> *"Y esta es una margarita, quisiera daros algunas violetas, pero todas se marchitaron cuando murió mi padre".*
>
> William Shakespeare, Hamlet (Acto IV, Escena 17)

Siempre había tenido la pregunta de por qué mi médico bioenergético, Dr. Hugo Castro y Adall, mi maestro de Yoga, coincidían en prescribirme, esencias florales durante mi proceso. En ese momento, no tenía el conocimiento de que la terapia floral es un poderoso instrumento de tratamiento que se dirige a la causa profunda de la enfermedad o conflicto. En el proceso floral, se acompaña al paciente para que aprenda a cambiar el vivir en automático, y pueda hacer elecciones personales conscientes, reconociendo las necesidades reales y auténticas. También podemos resolver conflictos antes de que se vuelva enfermedad, es decir, también puedo tomarla como prevención.

FLORES DE BACH:

Llevan este nombre por su descubridor Edward Bach, médico británico, filósofo, Doctor en ciencias, escritor, bacteriólogo y homeópata. Después de muchas investigaciones y basado en una exhaustiva observación, llegó a la conclusión de que en las flores se conserva la energía fundamental, así descubrió que las gotas de rocío, participaban de la energía de una flor y en ellos se concentraba la vida.

Está información me pareció interesantísima, además de haber comprobado en mi proceso de curación su gran efecto sobre mí. Asistí a varios cursos sobre las esencias florales, ávida de conocimiento y poder entender que había pasado en mi organismo.

AROMATERAPIA:

Ciencia para curar con esencias y aromas. Desde el año 4500 a.C. Está el primer dato de la historia de los aromas de China dónde Kiwan Ti, describe las primeras plantas aromáticas y sus virtudes curativas.

A cada flor y a cada planta se le asocia una cualidad o simbología, Por ejemplo: La Artemisa con la fidelidad; la Orquídea con la pureza; la Acacia y el Sándalo eran consideradas las maderas de los antepasados, etc.

En la Edad Media fueron los árabes quienes difundieron el uso de bálsamos y especias en toda Europa.

Pero el padre de la aromaterapia fue el químico francés René H. Gattefosé. Cuenta la historia que un día se quemó una mano en su laboratorio y había recién destilado un aceite de Lavanda en una cubeta e instintivamente sumergió su mano en ella quedando completamente curada. Poco después en (1928) publicó "La

Aromaterapia". Así dio nombre y puso las bases científicas a una terapia aplicada desde hacía milenios.

En la actualidad trabajamos mucho con los aceites esenciales, es el "alma" de la planta.

"Cada flor tiene su gota de rocío
Cada flor tiene su perfume
Cada hierba tiene su virtud secreta"

Canto Africano

La aromaterapia es muy versátil y ofrece muchos campos de aplicación, como: cambiar la energía del espacio vital que habitamos (casa), desinfectar, cuidado personal, sanación, reconexión, dar remedios y soluciones prácticas a problemas cotidianos.

Después de haber encontrado esta hermosura de filosofías y entender como estas esencias nos pueden ayudar, me volví experta en estas terapias y las recomiendo y prescribo en la mayoría de mis pacientes.

Reencontrándome con el Reiki

> *"El poder y los medios se nos otorgan*
> *para ser trasmitidos a los demás"*
> Cuervo Loco - Jefe Sioux

En uno de mis pasos breves por mi bello País Colombia, quise ir a visitar Matty Vélez, ese ser amoroso y dispuesto a servir con una gran sonrisa siempre. Mi gran maestra Reiki, cabe anotar que también me trasmite su inmensa sabiduría a través de todos los cursos y talleres que imparte, en su escuela "La magia del amor", información canalizada por Gerardo Smeligr.

Tomé un taxi y me dirigí a su casa.

Llevaba mucho tiempo teniendo sueños que me decían que yo debía usar mis manos. Curiosa y erradamente, yo interpretaba desde mi humanidad (como soy muy diestra en los bordados y cocina), que esa era la referencia. Pero estaba muy equivocada.

En un viaje por Estados Unidos, mi sobrina tuvo un fuerte dolor de estómago que no lo podíamos calmar con nada, estábamos muy lejos de cualquier lugar, viajando en carro desde Houston a Las Vegas, por esas inmensas praderas donde por largas horas solo se ven cedar trees y unos que otros rebaños de búfalos. Lejos de cualquier médico u hospital no sabíamos cómo calmarla, estábamos muy nerviosos.

—Hazme eso que haces con las manos para que se me quite el dolor, por favor —me dijo mi sobrina.

¡Claro! Eso era "utiliza tus manos", tenía que ver con el Reiki.

Ese día, con lo que me alcanzaba a acordar, le pasé Reiki y se le calmó el dolor, lo hice con mucha convicción y pidiendo con mucha fuerza poder ser ese canal puro y perfecto para poder hacer mi servicio de la mejor manera.

Así fue como volví a reconectarme con esta energía divina y supe que al decirme en el sueño que usara mis manos, me estaban recordando la responsabilidad que tenía con mi conocimiento como parte de mi servicio para mis hermanos.

Estaba recordando todo esto cuando el taxista me dijo:
—Llegamos, es aquí.

Estaba emocionada hacía mucho tiempo que no veía a Matty, ahí estaba ella con su gran sonrisa y el abrazo fue el mismo de hacía tantos años. Después de contarle mi gran aventura de la destrucción a través del fuego, y mi reencuentro con el Reiki, le expresé mi deseo de retomar los niveles del Reiki, pues no me acordaba muy bien de algunas cosas. Me dijo con su gran sonrisa:

—Llegaste justo a tiempo, estoy por empezar el ciclo de los tres niveles.

Los volví a tomar para refrescar los conocimientos. Fue de nuevo una experiencia maravillosa, compartir con todos los hermanitos de camino y recordar esas enseñanzas tan valiosas. Fue el mejor regalo que me pude haber hecho en mucho tiempo.

La Gran Invocación reza así:

Desde el punto de Luz en la mente de Dios
Afluye luz a la mente de los hombres;
La luz desciende a la tierra.
Desde el punto de Amor en el corazón de Dios
Afluye amor a los corazones de los hombres;
Cristo retorna a la tierra
Desde el centro donde la voluntad de Dios es conocida,
el propósito guía las pequeñas voluntades de los hombres,
el propósito que los maestros ya conocen y sirven.
Desde el centro que llamamos la raza de los hombres,
se realiza el plan de Amor y de luz
y se abre la puerta hacia la sabiduría
La luz, el amor y el poder
restablecen el plan sobre la tierra.

Así es y así será. Y yo cumplo con mi parte.

Ahora ya estoy lista para pasar energía sanadora Reiki a todo aquel que la solicite y necesite, desde mi más inmenso amor.

9. ADQUIRIENDO SABIDURIA

"Los sueños de los grandes soñadores, jamás llegan a cumplirse, siempre son superados".

Alfred Lord Whitehead

Psicología espiritual

En uno de mis viajes a través de Sur América, me encontré con la grata sorpresa de que, en Buenos Aires, Argentina; hay una gran cantidad de personas queriendo tener un desarrollo y crecimiento espiritual importante, es así cómo conocí a otro de mis grandes maestros Yoel.

En sus centros de enseñanza aprendí Psicología Espiritual, había oído hablar de todo tipo de psicologías, pero de la espiritual nunca, con gran curiosidad entré a la primera clase gratis a ver de qué se trataba y quedé gratamente sorprendida ante la profundidad de la enseñanza. Desde el primer momento estás cuestionándote y sientes, desde el fondo de tu alma, un gran compromiso de trabajar en ti, cambiar, para poder ayudar después a los demás.

Gracias a toda mi experiencia de vida con el cáncer, entendí aún más todo lo que él decía, haciéndose más evidente la verdad, que cuando el alumno está listo, aparece el maestro.

Contactar con mis ángeles, Inteligencia emocional, el lenguaje corporal, la decodificación de los signos, las enfermedades: porqué y cómo las provocamos son algunos de sus cursos, seminarios y talleres que he tomado algunos presenciales y por mis viajes constantes he tenido que terminar algunos de mis estudios online. Quiero hacer hincapié que el primer año de Psicología fue muy difícil para mí, estaba llena de apegos y creencias tan limitantes, que algunos ejercicios que él sugiere hacer, fueron casi un drama.

Aún recuerdo cuán difícil fue para mí deshacerme de mi vestido (pinta) favorita. Tengo que admitir que fue un golpe directo a mi gran ¡EGO! Las clases llenas de humor y de anécdotas divertidas hicieron que siguiera educándome allí.

Ahora, cada vez que llega alguien a mi vida pidiendo ayuda para resolver algún conflicto en su vida, me hace recordar cada clase correspondiente con su solución de conflicto como si fuera reciente, gracias a él tengo varias herramientas para poder orientar a las personas que me lo solicitan.

Los diferentes tipos de coaching

"La mayoría de la gente vive —ya sea física, intelectual o moralmente— en un círculo muy restringido de sus posibilidades. Todos nosotros tenemos reservas de vida en las que ni siquiera soñamos".

William James

En la actualidad hay muchos tipos de coaching, sin embargo, el que nos exige más compromiso es el espiritual. Encierra todas las disciplinas que tienen que ver con el Ser y todas sus actuaciones, haciéndolo responsable de sus actos y consecuencias con relación a la vida de todos los seres del planeta.

—¡Mamá, por favor! ¡Déjame ignorante, no me digas más esas cosas, ya no sé qué hacer! ¡No quiero tener sabiduría! —era el grito favorito de mi hermosa hija, todos los días al desayuno, cuándo en mí afán de trasmitirle mis conocimientos le daba cátedra siempre.

Pero, ¡un día me enteré que estaba aterrada!

Ya no tenía disculpa por comportamientos inadecuados y eso la desconcertaba un poco. Finalmente, fue cediendo y las tertulias de los desayunos, almuerzos o comidas fueron cada vez más amenas y gratificantes, comprendía e incorporaba la nueva información de una manera estupenda.

Muchas veces ahora es ella quién me hace caer en cuenta de algunas cosas, yo la oigo muy complacida. Nuestra relación paso de ser terrible a una relación llena de armonía, mucho amor y respeto... (les confieso, fue bastante duro).

Ella fue mi conejillo de Indias y la primera persona a la que le hice coaching. Se nos volvió un juego muy interesante, cambiando el lenguaje del suceso y viéndolo desde diferentes perspectivas, encontrábamos soluciones rapidísimo.

Ahora ella me hace coaching a mí, a pesar de tener uno todo el conocimiento, hace falta que otra persona te haga ver lo que tú no puedes, por estar involucrado de alguna manera... es decir, no querer subir a verlo desde la altura necesaria y tomar el control.

En estos doce años de experiencia y aprendizaje sobre coach ontológico, de liderazgo, social, de hábitos, oncológico, transformación y Espiritual, han sido muy importantes no solo para mí, pues he enseñado desde el ejemplo, en el silencio, que es la enseñanza más amorosa y simple que puedes compartir con otros seres humanos. Todos estos eventos, me han hecho comprender que Dios me dio una nueva oportunidad para poder completar la misión de ayudar a quien requiera de mis servicios, desde el más profundo amor y respeto hacia ese Ser, sus creencias y comportamientos.

La gran conclusión

"Confía en ti mismo. Crea el tipo de vida que te gustaría vivir a lo largo de tu vida. Aprovecha el máximo de ti mismo atizando las diminutas chispas interiores de posibilidad para que sean llamas de realización".

Foster C McClellan

He aprendido a ser una buena administradora de mis bienes y mi cuerpo... de todo lo que Dios me ha confiado: la tierra, los recursos, mi cuerpo físico, mi cuerpo emocional, espiritual, etc. Nunca he estado tan consciente de hacer, de la mejor manera posible la parte que me corresponde; si entendiéramos esto, y todos hiciéramos nuestra parte, este mundo sería maravilloso. Pero perdemos nuestro valioso tiempo y energía vital en fijarnos, señalar y cuestionar a los otros.

Debemos tomar nuestra vida y nuestro futuro en serio. No podemos cambiar las circunstancias afuera, más sin embargo sí podemos cambiarnos a nosotros mismos. Durante el proceso de mi enfermedad, me fueron mostrando el camino, para acceder a mi potencial interno.

Aprendí a cuestionarme y situarme del lado de la emoción de la cual quería sentirme con cada experiencia vivida. Aprendí a tomar decisiones desde el amor con absoluto respeto hacia todo lo demás, otros seres, entorno, naturaleza, etc., así mismo a que mis acciones sean siempre lo más amorosas y armoniosas posibles. A vivir en coherencia con lo que siento, pienso, digo y hago.

Comprendí que debía estar comprometida conmigo misma en todos los aspectos de mi vida, para así ser confiable: primero para mí y después para los demás; haciendo un trabajo interno consciente; vi los resultados de mi nueva vida.

Creando nuestro futuro, sabiendo de qué manera puede ocurrir esto, sabiendo cuál es el camino para aflorar el potencial que las personas tenemos en nuestro interior.

La humildad para asombrarse, para sorprenderse, para mirarnos a nosotros mismos con ojos nuevos, sin juzgarnos ni descalificarnos con: No puedo, no soy capaz, etc. La humildad que tiene un niño de explorar una tierra que es mágica.

Tomar la responsabilidad de mi vida, sin ser la víctima.

Debemos ser muy cuidadosos con nuestros pensamientos porque con ellos estamos gestionando y construyendo nuestro futuro.

Con la meditación aprendí la capacidad de reflexionar y cuestionarme: ¿hacia dónde voy? ¿Allá es dónde quiero realmente llegar? Porque cuando no sé a dónde voy, cualquier camino me sirve. Los resultados muchas veces suelen ser desastrosos.

Debo crear en mi mente, con mi imaginación, un futuro que me haga mover, buscar mi fuerza de voluntad para tomar las acciones necesarias para poder llevarlo a feliz término. El Universo es infinito y está ahí para que tomemos toda la prosperidad que queramos. Que creamos que somos merecedores de ...

Invito a todos que incorporen un coach en su vida o a un facilitador del desarrollo personal y espiritual, para poder acceder a nuestro potencial interno y desde allí transformar nuestra vida, vivir sin falsas creencias, sin sufrimientos, sin dolores innecesarios, sin culpas imaginarias. "VIVIR LA VIDA EN PLENITUD DESDE EL AMOR".

Le doy gracias a Dios y al Universo por las enseñanzas en mi vida, fue un aprendizaje muy duro, pero los resultados "los mejores".

EPÍLOGO: ENCONTRANDO MI MISIÓN

Después de cierto tiempo, cuando los médicos te dicen, "hemos hecho todo lo que está en nuestras manos para sacarte de la situación de enfermedad en que te encontrabas", te empiezas a sentir raro, es una sensación de felicidad. Mas, la tranquilidad no está en tu mente.

—¡Felicitaciones respondiste muy bien al tratamiento! Estas curada, por ahora, de aquí en adelante tienes que cuidarte. Si te duele un poco un codo, inmediatamente llegan mensajes de pánico: –y ¿sí me hizo metástasis en los huesos? ¿El corazón está latiendo muy rápido, tal vez muy despacio? El color de mi orina está muy amarillo…, muy blanco… Humm. ¿Metástasis en los riñones? ¿Qué voy a hacer?

Cuando supe la noticia de la muerte de una amiga de la infancia que se había enfermado por la misma época de mi proceso, corrí como loca a donde mi oncólogo. Casi sin saludar, saltándome todos los protocolos de citas y de buenas maneras, entré al consultorio al mismo tiempo en que golpeaba la puerta para pedir permiso.

—Doctor, excúseme por esta intromisión, supe que mi amiga que estaba curada cuando fue al control la encontraron invadida de cáncer y se murió ayer. ¿Será que usted me puede hacer los controles todos los meses, en cambio de cada seis? Para poder actuar a tiempo.

Me miro largamente sonriendo y mostrándome amablemente la silla para que me sentara, me dijo:

—Tú eres el orgullo nuestro, los oncólogos estamos felices de verte así de bien, ¿has pensado en trabajar en alguna fundación para ayudar a la gente que está pasando por el mismo proceso que tuviste que vivir? Sería muy bueno para ti y para ellos.

"Ahora te voy a contar un secreto, hasta este momento de la historia se creía que el cáncer era hereditario por algunas deficiencias en el sistema inmunitario y el ADN de algunos sujetos, pero con las nuevas investigaciones, se está descubriendo que los seres humanos hemos facilitado que, alimentos, agua, medicamentos, etc., con tanta manipulación y al agregar agentes que no sabíamos eran contaminantes, se vuelvan altamente cancerígenos. Basándonos en esos estudios y las reacciones de los diferentes organismos, nos hemos descubierto que, algunas personas que vienen invadidas y se tratan, se curan, algunos que vienen con un síntoma muy leve se tratan y no logran sobrevivir y otros como tú, son milagros.

"Así qué, dame un abrazo, disfruta tu vida y dale gracias a Dios por esto. A propósito, no te olvides de lo que te dije en cuanto a alguna fundación".

Salí de allí tranquila, "Su seguridad en mi curación me hizo no volver a pensar en metástasis" y si Dios me quería viva, respondería a esto preparándome para ayudar a los demás.

Llegué a casa e investigué sobre una fundación que me había dicho una de las pacientes de Cancercoop, llamé y fui. Había un gran número de mujeres a las que les dicté mi primera charla sobre mi proceso y como lo viví, hubo lágrimas y me sentí muy abrumada cuando algunas se acercaron a mí con sus ojos llenos de esperanza:

"¿Ellas están pensando que acercándose a mí y tocándome, se van a curar? No puedo con esta responsabilidad, además no sé cómo manejarlo, me tengo que preparar antes de seguir, porque en cambio de hacer bien las cosas, las voy a enredar", fue la reflexión que me hice, y en ese instante salté de la Ingeniería a la psicología.

Me preparé como psicóloga espiritual, coach oncológico, espiritual y ontológico. Investigué sobre todo lo que pudiera ser valioso para formarme como terapeuta y empecé, con un poco de temor al principio y a medida que ha pasado el tiempo y recibo agradecimientos de mis pacientes y sus familias, me siento agradecida de poder ser útil a las personas que pasan por este difícil proceso.

También he ayudado en otros procesos de vida, conflictos de pareja, encontrarle sentido a la vida, mejorar las relaciones con los hijos, cómo enseñar a los niños desde el amor a gestionar sus emociones, inteligencia emocional, son algunas de las áreas en las que trabajo.

Quiero compartir algunos de los testimonios de agradecimiento:

"Gracias a Dios y a usted que me ayudó a entender cosas que por años no entendía. Siento y vivo cada día tan diferente que por eso digo todos los días gracias Dra. María Consuelo viví tan enredada tanto tiempo. Qué gracias a Dios y a usted pude salir".

∞

"Doctora María Consuelo, le escribo hoy para contarle que mi hermano murió ayer en la tarde, gracias a usted el cambio mucho y murió tranquilo, yo también estoy tranquila, nos gustaría que ayudara a mi mamá, ella está muy triste, pero sé que usted la va a sacar de esa depresión, doy gracias Dios por haberla puesto en mi camino".

∞

"Desde la primera consulta sentí una conexión impresionante y supe que de su mano y de la mano de Dios podría salir adelante y así fue Señora María Consuelo, infinitas gracias por todo".

∞

"La gente me ha dicho que estoy más bonita, me pregunta que estoy haciendo, me rio y sé que es gracias a usted, se la he recomendado a unas amigas, la van a llamar, usted me enseñó a quererme, muchas gracias por todo Doctora María Consuelo".

∞

"Doctora María Consuelo, muchas gracias por todo, hoy hablé con él y pude hacerlo con tranquilidad, muchas gracias por todas sus enseñanzas. Gracias Dios y a usted estoy mejorando en mi vida, Dios la bendiga siempre".

∞

Con estos agradecimientos y muchos más me siento feliz, ya que encontré mi misión y estoy agradecida con Dios por la oportunidad que me permitió enderezar mi vida y vivirla con un nuevo propósito, DESDE EL AMOR.

www.ingramcontent.com/pod-product-compliance
Lightning Source LLC
Chambersburg PA
CBHW071404210526
45465CB00001B/240